生理用品の社会史

田中ひかる

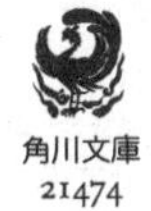

角川文庫
21474

はじめに

今日の日本の有経女性（月経のある女性）はみな、「ナプキン世代」である。初経（初潮）が始まったとき、すでに使い捨て生理用ナプキンが店頭に並んでいた。「羽つき」「夜用」など、ナプキンは日々進化し、商品の選択に迷うことはあっても、経血の処置に頭を悩ませることはなかった。日本中どこへ行っても、スーパー、コンビニ、ドラッグストアの棚に必ず並んでいるので、突然月経が始まったとしても不自由しない。

しかしそれだけに、ある日、突然手に入らなくなると、そのありがたみを痛感する。地震や水害などの被災地では、まず水や食料品、毛布といった命をつなぐ品々が必要とされ、続いてトイレットペーパー、使い捨ておむつ、生理用品などが求められる。東日本大震災の際には、被災地へ送るためか、はたまた品薄の風評の影響か、被災地以外の店頭からも一時、生理用品が姿を消した。

あまりに身近すぎて、普段は顧みられない存在でありながら、女性の人生を長きにわたって支える必要不可欠なもの。それが生理用品なのだ。

日本は、世界一の生理用品先進国といえる。しかし、今日のような使い捨てナプキンが登場する以前、女性たちは不便で不快な経血処置を行っていた。

なぜ日本では長い間、生理用品が進化しなかったのか。そしてなぜ、短期間で生理用品先進国となることができたのか。また、日本では欧米に比べ、タンポンの普及率が低いが、これにも日本独特の理由がある。

実は、二〇一一年の一一月一一日は、使い捨てナプキンが誕生してから、ちょうど五〇年目にあたる記念すべき日だった。それにもかかわらず、この日、一切のメディアがこの件に触れなかったことに、私は一抹の寂しさを感じた。なぜなら、生理用品に触れずして、女性の歴史は語れないと思っているからだ。たとえば、使い捨てナプキンが誕生していなければ、高度経済成長期の女性の社会進出はもっと鈍かったであろうし、生理休暇が形骸化した背景には、生理用品の進化があった。

これほど重要なモノの歴史について、私たちは知らなすぎるのではないか？　そこでまとめたのが本書である。

第一章では、古代から一九四五年の終戦までの経血処置の方法について、第二章では、生理用品の進化を阻んだ月経不浄視について、第三章では、およそ六〇年前、日本の一主婦が生み出した使い捨てナプキンの元祖「アンネナプキン」のデビューと引退についてまとめた。アンネナプキンのデビューは、日本の生理用品の一大転換期といえるため、既刊書を引用しつつ、とくに紙幅を割いた。第四章では、今日の使い捨てナプキンの性能と、使い捨てであるがゆえの問題点に触れ、愛用者を増やしつつある「布ナプキン」にも注目した。欧米発の「レンタルナプキン」「月経吸引法」など耳慣れない経血処置についても触れている。

日本の生理用品が歩んできた道のりについて、女性はもちろん、男性にも知っていただけたら幸いである。

目次

第二章　生理用品の進化を阻んだ月経不浄視――「血の穢れ」の歴史

第三章　生理用品が変えた月経観――アンネナプキンの登場

第四章　今日の生理用品――ナプキンをめぐる〝イデオロギー〟

第一章　ナプキンがなかった時代の経血処置

——植物から脱脂綿まで

「ナプキン」という言葉が生理用品に使われるようになったのは戦後のことだが、ドイツ語で「綿球」「止血栓」を意味する「タンポン」という言葉は、それよりも前に、西洋医学とともに日本へ入ってきた。

とはいえ、それは用語の話であり、女性は太古の昔からナプキンのように当てたり、タンポンのように詰めたりしながら経血を処置してきた。

既製品の生理用品が登場したのは、人類史上ごくごく最近のことであり（今も既製品のない国や地域はいくらでもある）、長い間女性たちは手製の生理用品に頼ってきたのである。

この章では、日本で生理用ナプキンが登場するまで、女性たちがどのような経血処置を行ってきたのか、時代順に見ていきたい。

太古は植物、貴族は絹

人類がいつ頃から、どのような理由で経血を処置しようと考えるようになったのかは不明である。裸体生活から衣服をまとう生活になり、経血が衣服に付着することを避けるためか、あるいは血液が感染症の原因となることを経験的に知り、それを防ぐためだったのか。地域によって時期も理由も異なるだろう。布や紙が発明される以前は、植物の葉や繊維を経血処置に使っていたと考えられる。

日本では、縄文時代の遺跡から麻が出土しており、『魏志』倭人伝にも麻の使用についての記載がある。[1]

その後、律令制度のもとでは、麻布や葛布などが調・庸の対象となり、衣服の原料として一般に普及したため、その端切れは手に入れやすかったと考えられる。したがって、戦国時代に大陸から木綿が移入され、江戸時代になって普及するまでは、麻布や葛布の端切れが経血処置に使われていたのではないだろうか。

絹も大陸から伝わり、生産されるようになった。平安時代の貴族は、絹を袋状に縫い合わせ、その中に真綿を入れたものをナプキンのように当てて使っていたという。[2] また、平安時代に書かれた現存する日本最古の医術書、『医心方』（九八四年）では、「月帯」という布製の経血処置用品が紹介されている。[3] ネーミングからして、いわゆる「月経帯」の先駆けといえる。

月経帯とは、経血処置に用いた細長い布のことで、体に装着しやすいように、褌のように縫い合わせた形が一般化した。「丁」の字に縫い合わせたことから「丁字帯」とも呼ば

（1）『日本史事典』（三訂版）旺文社、二〇〇〇年、「麻」の項。
（2）李家正文『糞尿と生活文化』泰流社、一九八七年。
（3）槇佐知子『くすり歳時記――古医学の知恵に学ぶ』筑摩書房、一九八九年。

れる。近代（明治時代以後）に入ると、布で手作りしたものを「丁字帯」、ゴム製や布製の既製品を「月経帯」と呼び分ける傾向が見られる。

「月帯」を「けがれ」と読ませているのは、第二章で述べるように、月経が「穢れ」と見なされていたためであり、月経は「月の穢れ」などと呼ばれていた。ほかに活字として残っている古い月経の呼び名に、「月のもの」「月水」「月華」などがある。いずれも「月」にちなんでいるのは、標準的な月経周期が、月と同じ二八日間だからである。

布に加えて紙が経血処置に使われるようになったのは、江戸時代からと考えられる。製紙法が日本へ伝えられたのは、六一〇年とされているが、当初は生産量が少なく、一部の貴族の筆写や、戸籍簿用に使用されただけだった。中世以降、生産量が増え、江戸時代になると一般に普及した(4)。

江戸時代には、漉きかえした粗末な紙や綿を膣に詰めたり当てたりした上から、木綿製の丁字帯で押さえていた。丁字帯は馬の腹帯に似ていたことから「お馬」、あるいは男性の褌の別称である「手綱」などと呼ばれていた(5)。

一方で、丁字帯を使用せずに、紙や綿を膣に詰めるだけで済ませていた女性も多かったようだ。というのも、明治時代に入っても、単にそれらを詰めるだけという女性が多かったからである。

明治から大正にかけて発行されていた『婦人衛生雑誌』には、「一般に日本の婦人は紙を入れて出血を留めるという習慣であります[6]」あるいは「俗間にては紙または綿を膣内深く挿入する[7]」といった記事が掲載されている。

『婦人衛生雑誌』はなぜ月経を重視したのか

江戸時代までは経血処置に関する記録が少ないのだが、明治時代については女性読者を対象としたいわゆる「婦人雑誌」が参考になり、大正時代については女性たち自身の口述記録も残されている。

まずは、経血処置についての記事が多数掲載されている『婦人衛生雑誌』（一八八八〜一九二六年）を参考に、明治時代の女性たちがどのように経血を処置していたのかを見ていく。その前に、なぜ『婦人衛生雑誌』には月経についての記事が多く掲載されていたのか、時代背景に触れつつ簡単に説明しておきたい。

『婦人衛生雑誌』は、女性に対する衛生教育を目的として一八八八年に設立された大日本

（4）同（1）、「紙」の項。
（5）「女たちのリズム」編集グループ編『女たちのリズム——月経・からだからのメッセージ』現代書館、一九八二年。
（6）『婦人衛生雑誌』第一三七号、一九〇一年。
（7）『婦人衛生雑誌』第一七七号、一九〇四年。

婦人衛生会（以下、婦人衛生会）の機関誌である。会設立の中心となったのは、近代日本初の女性医師、荻野吟子に代表される医療関係者や、官僚の妻たちであり、会員は上流階級の女性や看護婦（当時の呼称）が多かった。

会は、西洋医学を学んだ医師たちを招いて講演会を開き、その講演内容を『婦人衛生雑誌』に掲載し、女性に対する衛生教育、端的に言ってしまえば〝健康な母体〟の育成に努めた。当時の国家目標だった「富国強兵」を達成するためには、強健な兵士や労働者を産むための〝母体〟の改善が不可欠だったのである。

したがって、『婦人衛生雑誌』には、家庭生活の知恵（衛生的な生活、栄養のある料理、子どもの看病等）や、妊娠、出産についてはもちろん、「月経時の摂生」「月経異常に就て」「月経の話」といった月経に関する記事がたびたび掲載されていた。

「月経は女にはなくて叶わざることにて、その目的は身体をして健やかならしめ、かねて受胎を催進すべき予備[8]」あるいは「月経は妊娠の本である。（中略）妊娠といふことは種族繁殖といふことに欠くべからざることで、此がなかったならば人口の繁殖もできず、国の富強を保つこともできない[9]」というように、月経は「富国強兵」を実現するための重要な生理現象と見なされたのである。

婦人衛生会で講演を行った医師たちは、「何処の国へ行っても、野蛮国でも文明の国でも、婦人が月経のことを語ることは矢張り耻づべきことのやうになって居ります[10]」とか、

「此講演中に或は御耳障りになる学語も使はなければならない場合があるかもしれませぬ[11]」とか、「貴婦人令嬢の前で御話することは甚だ憚かるやうなことがありますが[12]」と語っているが、それでも〝健康な母体〟を育成するという使命から、月経の医学的管理の必要性を説いたのである。

『婦人衛生雑誌』は、明治二一年から大正末年まで発行されていた。同じ時期、他の「婦人雑誌」には、健康相談欄などで月経痛や経血処置法について触れている記事が見られるものの、月経をテーマにした記事はほとんど見られない。

禁止された自転車、ダンス、コーヒー、読書

『婦人衛生雑誌』誌上で、月経を「国の富強を保つ」ための重要な生理現象と見なし、医学的に管理しようと努めた医師たちは、標準的な初経年齢や月経周期、経血量などを示した。

(8)『婦人衛生雑誌』第一一六号、一八九九年。
(9)『婦人衛生雑誌』第二四五号、一九一〇年。
(10)同(6)。
(11)同(9)。
(12)同(6)。

さらに月経時の「摂生」、つまり禁止事項を説き、それを守らないと「生殖器疾病の原因をなすのみならず甚だしき場合には終生難治の頑症を起し一生不快なる生活を[13]」送ることにもなると説いた。

複数の医師が、自転車、乗馬、体操、舞踏、機織り、ミシン、長時間の直立、長時間の歩行、悪路の歩行、汽車や馬車や人力車への長時間の乗車、体を屈しての仕事、重い荷物を持つことなどを禁止事項として挙げ、正座も下腹部の血液の循環が悪くなるという理由で禁じている。

舞踏、つまりダンスを禁じる理由についてある医師は、「現今日本婦人社交界に流行して居る『ダンス』は月経時には生殖器に充血を起し、性慾亢進の原因となり婦人病を起す場合が多い」ためと説明している[14]。

ほかに「アルコホール性飲料、珈琲等[15]」「全身浴、半身浴、冷水浴、海水浴[16]」などが禁止事項として挙げられているが、これらについては医師によって意見が分かれている。「(月経時には)成る可く刺激少ない物を選び出血量多きときには珈琲、番茶等を飲み、少量なれば強壮剤を摂取する様にしたい[17]」というように、経血量が多いときにはコーヒーや番茶を飲むことを勧める医師もいれば、「腰湯」で清潔を保てという医師もいた。

また、月経時には「精神も太く興奮するものを避け、平安無事に保つやう心がけが大切です。それゆへ遽(にわか)に驚愕すること、憤怒の念を起すことなからしめ、安らかに過ごすやうにするのです」[18]というように、精神面での摂生も求められ、「吉凶の席」に出ること、社交的な場に出ること、芝居や寄席見物、小説を読むことなども禁じられた。

というのも、女性は初経の訪れと同時に神経が過敏になり、以後、月経の度ごとに精神疾患を発症しやすい状態になると考えられていたのである。拙著『月経と犯罪——女性犯罪論の真偽を問う』に詳しいが、女性の自殺や万引きは、まず月経との関連が疑われた。司法精神鑑定では必ず月経との因果関係が問われ、関係が認められれば無罪となることも珍しくなかったのである。

医師が勧める衛生的処置

月経時に心身両面のさまざまな摂生を求めた医師たちは、当然のことながら経血処置法についても意見した。『婦人衛生雑誌』に掲載されている経血処置法に関する記事を古い

(13) 同(7)。
(14)『婦人衛生雑誌』第三七九号、一九二六年。
(15)『婦人衛生雑誌』第二五三号、一九一〇年。
(16) 同(14)。
(17) 同(16)。
(18) 同(15)。

順に見ていきたい。

一八八八（明治二一）年の第一号に掲載された「月経時摂生法」という記事には、経血処置法について、次のような説明がある。

> 月経時の「シタク」（俗ヲンマと云ふ）に用ゆる布片ハ必ず新鮮清潔の切れにして造るべし。若し古切を用ゆるなれば必ず一回洗濯したるものを用ゆべし。而して之に用ゆる紙も新しきものを用ひ、時々交換し不潔の紙を用ゆべからず。又、下等社界に於ては「シタク」を用ひずして直ちに膣内に紙の球を送入（原文ママ）するものあれども之れ有害なり殊に「スキカヘシ」一名浅草紙と称するものを送入するものあれども甚だ害あるものにして、之れが為め治し難き子宮病を発すること多し故に注意す可し。[19]

「シタク」とは、月経時の「支度（準備）」という意味であろう。「ヲンマ」とは前に触れた「お馬」のことで、丁字に縫い合わせた木綿が馬の腹帯に似ていることから、そう呼ばれていた。

このように明治時代に入っても、江戸時代と変わらない木綿製の丁字帯が用いられていたのだが、それを作る布や、併用して使い捨てる紙は、清潔でなければならないと説かれている。

どの医師も同様のことを強調しているので、当時は不衛生な布や紙を用いていた女性が多かったのだろう。丁字帯を用いずに、直接膣内に「『スキカヘシ』一名浅草紙」を挿入することは、「子宮病」の原因となるので、やめるようにとも説いている。

濃尾大震災と脱脂綿の普及

膣内に紙や布を詰める、いわゆるタンポン式の処置法は好ましくないという意見は、『婦人衛生雑誌』誌上に登場する複数の医師に共通しているのだが、珍しくタンポン式を認めている記事がある。

> 出血を止むるは多くは紙類を用ふるは危険なり。清浄なる白紙を用ふるの婦人は尚ほ少しく恕(じょ)すべしと雖(いえ)ども旧き紙、浅草紙、又は元結漉(もとゆいずき)（引用者注・髪を束ねるときに使う紙）又は襤褸(ぼろ)を仕用するものに至りては大いに戒むべきの事なり。之れ亦疾患を招くの一原因となるものなればなり。総て空中に存在する物体は悉く空気より取り囲まれおることは既に知る所なり。而して空気は諸々の塵埃(ほこり)及び病を起すべき有機物等を含有するが故に月経の際、止血に用ふる旧紙等に其有機物付着しあるを知らず之を

(19)『婦人衛生雑誌』第一号、一八八八年。

用ふれば容易に疾患を起すをうべし。故に成る可くは清潔なる物質を以て之に代ふるを佳とす。其物質は（即ち脱脂綿）薬舗にあるなり。之を程よく切りガーゼ（同前）と云ふ薄き布に包み球になし、一度に三四個を以て膣中に充塞れ時々交換せば最も安全と云ふべし。(20)

経血処置に紙は相応しくないが、清潔なものであればまだよいとし、最も適している「物質」として、脱脂綿やガーゼを勧めている。

脱脂綿は一八八六（明治一九）年に『日本薬局方』に指定され、一八九一（明治二四）年に起きた濃尾大震災（全壊家屋一四万戸余、死者七二〇〇人余）を機に一般に普及し、徐々に紙や布に代わって経血処置にも用いられるようになった。(21) この記事が掲載されたのは一八九七年だが、「其物質は（即ち脱脂綿）薬舗にあるなり」とわざわざ説明していることから、市販はされていたものの、まだ身近な存在ではなかったようだ。

木下博士の「衛生帯」

脱脂綿を勧める記事の四年後にあたる一九〇一年に掲載された次の講演記事には、「一般に日本の婦人は紙を入れて出血を留めると云ふ習慣」であるが、「脱脂綿などをお用いになつて居る」女性も増えてきたとある。

近頃皆さんが消毒と云ふやうな事柄を段々と知ってお出でになりましたからして、月経の時に血液を外に流れ出させない為に防御をなさる其時に、脱脂綿などをお用いになつて居ると云ふことを聞いて居ります。然るに大抵は膣内に挿入して居る、ソレに就て私共が度々手をお貸ししまうさなければならないのは、なぜと云ふに膣内にお入れになったけれども暫く経って出すことが出来ないで、否でも応でも医者に掛からなければ出すことが出来ぬと云ふやうな、或は産婆の手を借りて出さなければならぬと云ふことがある。ズッと奥へ入って仕舞ってどうしても出ないと云ふことが起る、併し知って居る時には左程の害がないが、知らないで居って、二三日経って下腹が痛く心持ちが悪い、大変に下血がするからと云ふやうなことでお出でなさる御方を見ると、他には何も悪い処がない。唯綿を入れたり紙を入れた為に病症を起して来る。(中略)一般に日本の婦人は紙を入れて出血を留めると云ふ習慣でありますが、ソレが内にあつて子宮を押す為に、子宮の中に充血して直ぐに病気に成り易いのでありますす、デ殆ど一生医者に掛つても癒らぬと云ふ位な激しい頑固な病気を惹起すやうなこ

(20)『婦人衛生雑誌』第八八号、一八九七年。
(21)社団法人日本衛生材料工業連合会作成の資料。

とがあります、大変にどうも恐ろしいのでありまする。(22)

清潔な脱脂綿を用いる女性が増えてきたものの、「大抵は膣内に挿入して居る」ため、取り出せなくなって子宮の病気を招き、場合によっては「一生医者に掛っても癒(なお)らぬと云ふ位な激しい頑固な病気を惹起(ひきおこ)す」という理由から、この医師は「膣内に挿入しないで、外陰部にソレ（脱脂綿）を置く」方法を勧めている。

つまり、タンポン式ではなく、現在のナプキンのように使用することを勧めているのだ。

さらにこの医師は、講演のなかで「是は西洋婦人の用ゆる所の月経帯と云ふ物であります」と、実物の月経帯を提示し、「丁度日本の男子が常に用ふる下帯に似たやうな物で、こう云ふ布で拵(こしら)えて用ゐれば、大層宜しいです、ソレで頻繁にお取換えになるが宜しい、ソレが腰の廻りに廻すやうになって居る、此ゴムのある部分が外陰部に当てるやうになって居る、さうして其中の処に用ふる綿の包は、こう云ふ風に綿の這入(はい)ったガアゼの袋のような物が出来て居ります、即ち是を外陰部に懸けて居れば、大変に此綿が能く吸収する物でありますから、コレで少しも汚み出(し)すことはありません」と具体的な説明をしている。

この医師は、西洋の月経帯の他に、知人から借りてきたという月経帯を提示し、「此形を真似して発売させたいと思ふております」とも語っている。

彼が製品化した月経帯は、同年中に発売され、三年後（一九〇四年）、別の医師が『婦人衛生雑誌』誌上で脱脂綿を布製の丁字帯で押さえる処置法を勧めつつ、「此目的に向て製作せる月経帯と称するものあり。此月経帯は欧米に於ては諸種のものあり。本邦に於ては木下博士の衛生帯なるものあり[23]」と紹介している。「木下博士」とは、先の講演を行った医師木下正中のことである。

働く女性たちの経血処置

木下正中が製品化した「衛生帯」を勧めた医師は、「例ひ消毒せる脱脂綿等を使用する人にありても之れを膣内深く挿入することは厳禁すべく殊に不潔なる綿紙を挿入するは堅く禁ずべし。（中略）之れが為甚しきは頑固不治の疾病を起すの元因となる豈恐れざるべけんや[24]」と説いている。

清潔な脱脂綿を用いる女性が増えてはきたものの、依然として膣内に挿入する女性が多かったことがわかる。そのために取り出せなくなったり、経血の流出を妨げて病気になったりすることを恐れ、医師たちはタンポン式に反対し、ナプキン式を勧めたのだが、「処

(22) 同 (6)。
(23) 同 (7)。
(24) 同 (7)。

女の衛生」という記事では、また別の理由からナプキン式を勧めている。

此の膣腔に脱脂綿乃至他の物を詰めて血液の流出を防ぐと云ふことは全然廢めて頂きたい。（中略）局部に直接に脱脂綿を一定の大きさに切つて、夫れを二枚ばかり当てゝ、其の上に男子の下帯の如きものを拵へて前へ当てゝお置きになる、さうすると血液が出たらば其の一番下に附いて居るだけをお取換になつたらば少しも触らないで済むでありませう、それとさう云ふものが下腹部に附けてあると自然運動をしないようになる、其の為めにも是は一挙両得の方法ではないかと思ひます。[25]

脱脂綿を詰めるのではなく、当てるだけだと「自然運動をしないようになる」ため、月経時の摂生法に適い、「一挙両得」ということだが、つまり動きづらいのだ。

実際に、『婦女新聞』（一九〇〇年に創刊された婦人雑誌）の「衛生問答」というコーナーに寄せられた、働く女性たちからの経血処置についての相談に対し、回答者は脱脂綿を当てる方法を勧めていない。

問――私は年中立ち居りて業務を取る者に候が月経期間は誠に困難を感じ候。新聞広告に見ゆるやまと衣とか子宮サックとか申すもの使用せば衛生にも適ひ申すべくや。

答――緻密なる海綿を熱湯にて消毒し用ふべし。[26]

「やまと衣」も「子宮サック」もコンドームの商品名である。ちなみに当時のコンドームは、避妊よりも性病の予防を目的としていた。[27]

「年中立ち居りて業務を取る」相談者が、元々どのような処置をしていて「困難を感じ」ているのかは不明だが、回答者は丁字帯に触れていないことから、単に海綿を詰める方法を勧めているようだ。

次も同様に、『婦女新聞』の「衛生問答」に寄せられた、働く女性からの相談である。

問――月経人なみより強く殊に立ち職業をとるものは如何にして是れを用心せばよろしく候や。

答――タンポンより外に良法なし。近頃神田淡路町風雲堂に発売せる衛生帯は如何の者や試みらるべし。[28]

(25)『婦人衛生雑誌』第二四六号、一九一〇年。
(26)『婦女新聞』第二六号、一九〇〇年。
(27) 週刊朝日編『続続　値段の明治大正昭和風俗史』朝日新聞社、一九八二年、「スキン」の項。
(28)『婦女新聞』第六二号、一九〇一年。

当時のタンポンは、単なる脱脂綿の球だった。回答者は、木下正中が開発した「衛生帯」も試してみてはどうかと勧めているが、木下が月経時に最も大切なことは「安静」と語っていたことから、これが仕事中の動きに耐えうるものなのか疑問だ。また、木下は講演中、販売予定価格について、三〇銭から五〇銭あたりと話しているが、当時はアンパンが一個一銭、日雇い労働者の日当が四〇銭なので[29]、決して安くはない。脱脂綿でさえ、布や紙と比べると高価であった。

〝優秀な母体〟と見なされたのは？

婦人衛生会で講演を行った医師たちは、月経時の不摂生——長時間の直立、体を屈しての仕事、重い荷物を持つことなどを禁じていたが、当時の有経女性（月経がある女性）のうち、一体何パーセントがこれらの禁止事項を守れる環境にいただろうか。

たとえば、出産のその日まで農作業をしていた農家の「嫁」が、月経の度ごとに休みをとれるわけがない（月経中の女性を小屋に隔離していた地域もあるが）[30]。女工や教員も休むことはできない。生理休暇ができるのは、もっと後のことである。

つまり、婦人衛生会が教育の対象としていたのは、上流階級の女性たちであり、だからこそ月経時の禁止事項として、乗馬、舞踏、芝居や寄席見物、社交的な場に出ることなどが挙げられていたのである。次の記事からも、『婦人衛生雑誌』の読者が上流階級の女性であることがわかる。

労働社会の婦人中には月経の時にも尚ほ平生の労役をして毫も差し障りを感ぜぬ者もあるが、読者諸姉の中には其体力と健康とが労働社会の婦人よりは劣れる者も多く、従て身を処するに安静にしなければならぬ者も多からう。[31]

月経時に安静が必要ならば、「労働社会の婦人」のほうが月経による差し障りが出てくるはずなのだが、彼女たちの月経時の摂生は重視されていなかった。

『生理休暇の誕生』の著者田口亜紗が指摘するように、当時は「『上流階級／下層階級＝優種／劣種』という観点で、上流階級女性だけが『健全』で『優秀』な子供を産む母体だとする階級意識[32]」が強く、女工や貧しい農家の娘たちは〝優秀な母体〟の候補とは見なさ

(29) 週刊朝日編『値段の明治大正昭和風俗史』朝日新聞社、一九八一年。『続続　値段の明治大正昭和風俗史』朝日新聞社、一九八二年。
(30) 本書では引用文献に合わせ、「女工」という言葉を用いる。
(31) 『婦人衛生雑誌』第二二九号、一九〇八年。
(32) 田口亜紗『生理休暇の誕生』青弓社、二〇〇三年。

れていなかったのだ。

〝母体〟を選ばず「産めよ殖やせよ」と言われるようになるのは、昭和の戦時中のことであり、それ以前は「子は三界の首枷の真理を理解し、粗製濫造の弊に陥らざらんこと[33]」が求められたのである。

婦人衛生会主催の講演会で、「種族衛生と婦人の覚悟」というテーマで話をした医師は、「濫り(みだり)に生殖を営み種族を劣悪ならしむるが如きは大に慎まざるべからざることで、所謂貧乏者の子沢山の結果は或は初生児の死亡率の増加となり、低能、不能力者を増加し、虚弱なる国民の繁殖を来し、国家は常に此等を救済するの手数と費用とに忙殺さるゝに遑(いとま)なきに至る」と、子だくさんを戒めている。

また、「体質優秀なる女性」には生殖能力を大いに発揮することを勧める一方で、虚弱な女性に対しては、「其の体質遺伝をも顧慮せず結婚せんとするが如き場合には、国家としては之れに対し何等かの制裁を為さんことは最も時宜に適したる[34]」とまで言っている。

上流階級の「体質優秀なる女性」だけが〝母体〟の候補と見なされていたため、婦人衛生会が教育の対象としたのも、上流階級の女性たちだった。したがって、働く女性たちの月経の状態や経血処置については等閑視されていたのだ。

働く女性たちの側も『婦人衛生雑誌』のような読者を限定した婦人雑誌に接する機会はなかったであろうし、かりに彼女たちが『婦人衛生雑誌』が勧める月経時の摂生法や経血処置法を知ったとしても、それに従えるような労働環境や経済状況にはなかった。

『女工哀史』に見る経血処置

女工は婦人衛生会の教育対象ではなかったが、『婦人衛生雑誌』で月経時の摂生を説くなかで、彼女たちに触れている医師もいた。

> 月経時に身体を劇動し、又努力を要することを続けるために、生殖器の疾病を起すことがあります。即ち膣加答兒、子宮炎等が現はれます。この故に工場等の場所に業務をとれる婦人は、月経時と雖も、休むことを許されぬ為め、生殖器其他の疾病を発することが度々あります。[35]

この記事が掲載されたのは、一九一〇年であり、翌年には工場法が公布されることから、この時期すでに、女工たちの劣悪な労働環境、労働条件が問題視されていたことがわかる。

(33)『婦人衛生雑誌』第三一九号、一九一六年。
(34) 同 (33)。
(35) 同 (15)。

しかし、女工たちの実態は問題視されたものの、急速な産業化のなかで、労働環境や労働条件はますます悪化し、公布から五年を経て施行された工場法も、留保条件の多い不完全なものだった。

こうした時代のなかで、社会主義者たちが女工たちの実態を告発するルポルタージュを次々と発表した。ベストセラーとなった細井和喜蔵の『女工哀史』もその一つである。『女工哀史』は大正末期に発表されたものだが、そこには女工たちの経血処置などまったく考慮されていない労働環境が描かれている。

工場寄宿舎では親に孝行せよとか、気張って働くのは国家の為だとかいう所謂精神修養には仲々これ重きを置くのであるが、また衛生も可成り八ヶ間敷(やかまし)く説かれるが、併し其の衛生たるや食前手の消毒を強制する位が関の山であって、婦女子特有の生理、衛生などは毫(すこし)も注意されない。そこで幼少の頃より母の膝下を離れ来てそんな面倒を看てくれる者のない彼女達は、月経時の手当を知らなかった抔(など)して自ら発症の原因をつくる。[36]

女工たちは就業時間中、小用の回数も厳しく制限されていたため、膣に詰めた脱脂綿を交換することさえままならなかった。

『婦人衛生雑誌』は一九二六（大正末）年に廃刊となるが、もし以後も継続していたとすれば、読者対象を女工たちにも広げたかもしれない。というのも、その後の戦時体制のなかで、〝母体の選別〟よりも〝多産〟を重視した政府が、女性たちに労働と出産を同時に求めるようになるからである。そしてその流れのなかで、労働者の「母性保護」を要求する生理休暇獲得運動が始まるのだ。

話が大正時代へと先走ってしまったが、明治に戻る。

女工として働いていた一九〇九（明治四二）年に、一七歳で初経を迎えた女性の口述記録が残されている。この女性は月経時に、布の球を芯にして脱脂綿でくるんだものを膣の奥の方と手前の二箇所に詰めていた。そんなことをしているのは自分だけだと思っていたら、ある日、風呂屋の洗い場の金網に、同じような脱脂綿の球がいくつも転がっていたという(37)。

『婦人衛生雑誌』では、月経時の入浴を禁じる意見も見られたが、女工たちは入浴して労働による汗を流し、清潔を保っていたのだ。

(36) 細井和喜蔵『女工哀史』（日本プロレタリア文学集・三三　ルポルタージュ集一）新日本出版社、一九八八年。
(37) 同（5）。

この女性は時々、膣に詰めた脱脂綿を取り出すことを忘れたため、高熱を発したり、膣から膿が出たりすることがあったが、先輩女工の助言にしたがって膣の奥の方まで水できれいに洗うと、自然に治ってしまったという。医師たちの言うように、膣に脱脂綿を入れる方法は、このように不調を招くこともあったが、自分たちのやり方で治してしまう女性たちも存在したのだ。

タンポン式に対する偏見

医師たちが、紙や脱脂綿を膣に詰める方法に反対する理由は、他にもあった。次に示すのは、婦人雑誌に掲載された「ゴム製猿股式月経帯」の広告文である。キャッチコピーは「婦人は股間の美を如何に保つか」。

貴婦人、令嬢、芸妓、女学生諸嬢は申すに及ばず、女中方に至る迄、衛生上一日も欠く可らざる用具也。彼の婦人の最も恐るべき子宮病、生殖器病等発病の原因は月経時の不摂生にあり。本品の特色はこれを未然に防ぐと共に、春機発動期の処女方にありては恐るべき自瀆を防ぐの結果花柳病の伝染をも防ぐを得る三徳用の具にして、旅行時には是非共携帯せざる可らざる大々的必要の具なり。[38]

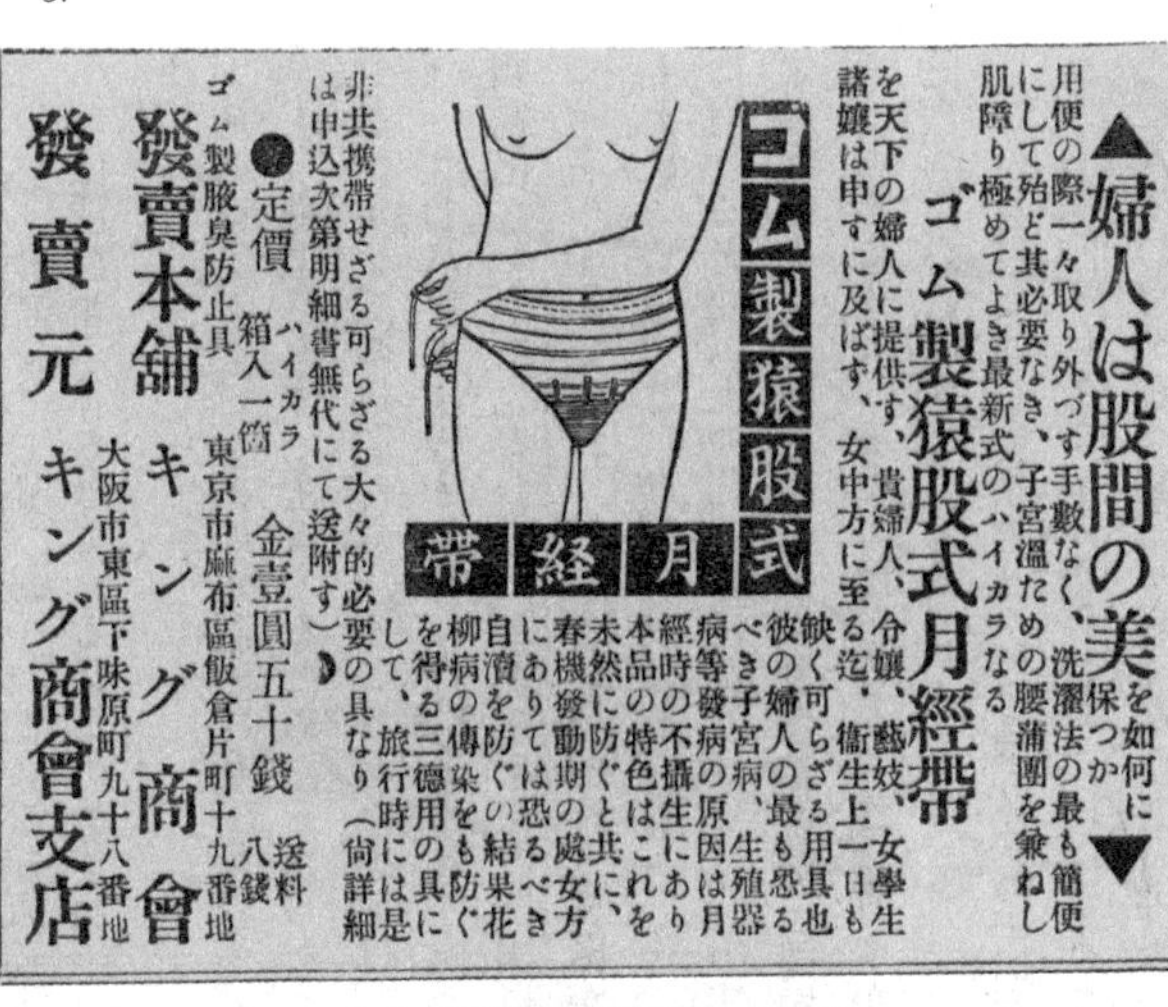

「ゴム製猿股式月経帯」の広告

この月経帯は病気を予防するほか、「自瀆を防ぐ」とされている。すなわち、膣に紙や布を詰める方法が「自瀆」を招くと考えられていたのである。

当時としては珍しかった産婦人科病院を設立し、その後、大阪府医師会の初代会長となった緒方正清が著した『婦人家庭衛生学』（丸善、一九一六年）には、タンポン式の処置と「手淫」との関連が、はっきりと書かれている。

女子は月経という生殖器に充血を起こすべき時があるので、この前後には、生殖器の亢奮性が高まり、手淫を行うものであるから、日本風の月経時のたんぽん、日本人の所謂しのび綿、或いはしのび紙なるもの、或いは西洋人の月経帯と名づくるものは注意すべきものである(39)。

緒方は、タンポン式の処置のほか、月経帯の使用にも注意を促している。月経帯のほうが丁字帯よりも体に密着するため、そうしたイメージを抱きやすいのだろう。

タンポン式の処置に対するこうした誤解は、この時代に限られたことではない。たとえば一九七八年に出版された『性的非行――女子中・高生の非行を追って』には、当時社会問題化した少女売春の原因がタンポンの使用にあると書かれている。

著者の千田夏光(かこう)は、知り合いの産婦人科医から、タンポンの弊害を世に訴えるように言われたという。この産婦人科医の意見として、「この方式の生理用品は少女が使うと性器に対する必要以上の関心を抱かせます。使用するたびにまさぐりながら挿入するのだから、未経験の少女が使うのだから処女膜損壊と同様にこれは当然のなりゆきでしょう」「そこそこの自慰をおぼえたりするほか、性衝動にかられる確率がきわめて高くなることも必然的に考えられます」とある。

この意見に対して千田は、「日本女性の生理期間は平均五日ないし六日だという。したがって一日三回とりかえるとして、月にすると十五回から十八回異物の出し入れをすることになるのだから、確率が高くなる」と補足している。

『性的非行』が出版された翌年の『現代性教育研究』には、「ある調査によると、タンポンの使用に抵抗をもつ教師は、タンポンを使っている生徒たちを『はみ出し者』とみているようだ」という一文が見られる。性教育を行う教師の側にも、タンポンの使用に対する偏見があったことをうかがわせる。

高級月経帯「ビクトリヤ」

「自瀆」も防ぐと宣伝された「ゴム製猿股式月経帯」の広告が掲載されたのは、一九〇九（明治四二）年のことである。ここで明治・大正時代に製品化された経血処置用品についてまとめておきたい。

最も早い時期に製品化された月経帯は、先に触れた木下正中による「衛生帯」である。一九〇一年に行われた婦人衛生会の講演会において製品化が宣言され、『婦女新聞』の「衛生問答」に見られたように、同年中に「神田淡路町風雲堂」で発売された。しかし、どの程度普及したのかは定かでない。

一九〇八（明治四一）年の『女学世界』には、「東京慈恵医院卒業産婆山田逸子」（広告

(38)『女学世界』一九〇九年一二月号。
(39) 川村邦光『オトメの身体――女の近代とセクシュアリティ』紀伊國屋書店、一九九四年。

婦人界の一大福音
東京慈恵醫院卒業産婆山田逸子考案
月の帯
（最新式の月經帯）
正價
（特製）金壹圓貳拾五錢
送料四錢
（甲）金八拾五錢
送料四錢
（乙）金五拾五錢
送料二錢
郵券代用一割増
此の（月の帯）は近く醫學の進歩に鑑み、遠く歐米の例に準ひ、多年の實驗と專門大家の指導とに依り創製したるを以て、婦人衛生に缺くべからざるは勿論　婦人の活動に一大革新を來すべき發明品なり、
現に村井弦齋先生は其著書『婦人日常の生活法』中に本品の有益なることを紹介され●産科婦人科の大家醫學士伊庭秀榮先生は『婦人世界』誌上に本品の婦人衛生上必要なることを賞賛せられたり
●『月の帯』の効用は月經時に使用すれば、各種の生殖器病を豫防し、日常の動作を快活ならしむ
●白帯下の多き人、常に用ゆれば、其惡臭と、滲液の漏出を防ぐ
●生殖器の衰弱せる婦人は常に用ひて下腹部を溫め自ら健康となるべし
●殊に『月の帯』は製造の親切なるを以て幾回使用するも破れ損することなし
故に貴婦人、令孃、女教員、音樂家、女學生其他日常快活の作動を爲す婦人に缺くべからざる重器なり
發行所　東京神田區猿樂町二丁目三番地　醫療藥品井器械舖　資生堂藥局

「月の帯」の広告

によっては「山田逸」）が、「遠く欧米の例に準ひ、多年の実験と専門大家の指導とに依り創製した」という「月の帯」の広告が掲載されている。ゴムとイタリア製のネルで出来ており、ピンで留めるという仕様だった。広告文には「貴婦人、令嬢、女教員、音楽家、女学生其他日常快活の作動を為す婦人に欠くべからざる重器なり」とある。値段は「特製」が一円二五銭、「甲」が八五銭、「乙」が五五銭[40]。当時、山手線の初乗り運賃が五銭、日雇い労働者の日当が五三銭だった[41]。

また、一九〇九年の『婦人世界』には、「月衣」の広告が載っている。「用法は簡単で、綿さへ取換へれば何年でも使ふことができます」。値段は六〇

銭。「郵税（引用者注・郵便料金）八銭、清韓樺太台湾三〇銭[42]」とある。婦人雑誌に広告が掲載されている商品は、ほとんどが郵送で手に入れることができた。

明治末期の一九一〇年頃に、アメリカ製の月経帯「ビクトリヤ」が輸入販売され、婦人雑誌に広告が載るようになった。次に示すのは、販売元の平野久次郎商店の広告文である。

> 此ビクトリヤ安全帯は米国に於て専売特許を得たる理想的完全無欠の品にて夏季御召物の薄らぐ折、最も御苦労遊ばす時に御使用相成れば其御心よきは申す迄もなく如何に活発に御運動相成るとも破損汚辱の憂なく、且全体の量目僅々七匁に過ぎざれば聊かの邪魔も感ぜず真に夏季婦人の欠く可からざる新輸入品、是非御試験を乞ふ[43]。

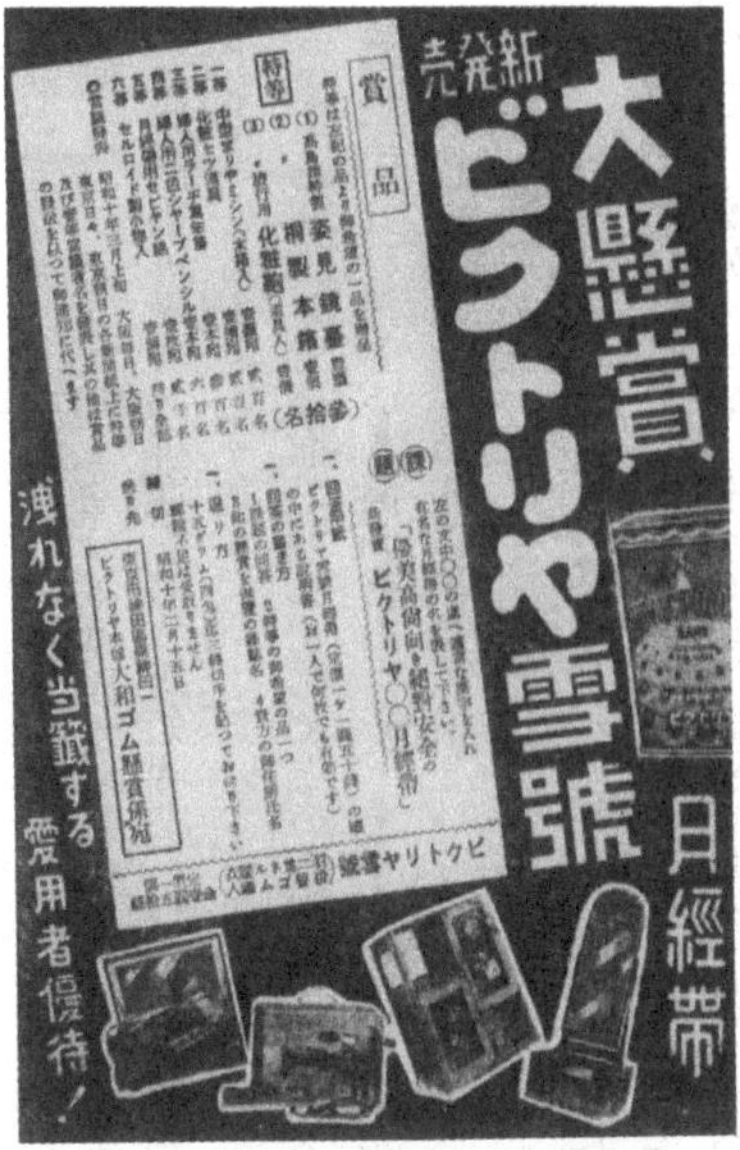

「ビクトリヤ月経帯」の広告

同じくアメリカ製「ビクトリヤ」を輸入販売していた大谷兄弟商会の広告には、「月経期に脱脂綿等を塡め排血を防ぐが如きあらば御身は遠からず戦慄すべき病痾に襲はるる虞あらん」[44]とある。

ゴムを使用して経血の漏れを防ぐという点がセールスポイントだったが、品薄だった上に、一円五〇銭という高価格のため、あまり普及しなかった。当時、日雇い労働者の日当が五六銭であり[45]、その約三倍の値段ということになる。しかもゴムの部分が破れやすく、耐久性に問題があった[46]。

一九一三（大正二）年には、コンドームを中心としたゴム製品を製造していた大和真太郎が、「ビクトリヤ」の製造発売を開始した[47]。値段は七〇銭で、アメリカ製に比べれば半分以下と安かったが、それでも高級品であることに変わりはなかった。四年後の広告には、「特製缶入」「特製サック入」七〇銭のほかに、「並製サック入」五五銭という価格帯の商品も加わっている。需要に応じたものだろう。

「大王」「女王」が競い合った月経帯

大正期には「ビクトリヤ」のほか、「安全帯」「プロテクター」「婦人保護帯」「ローヤル月経帯」「ファーインダ腹巻付月経帯」「カチューシャバンド」「エンゼル月経帯」「婦人サ

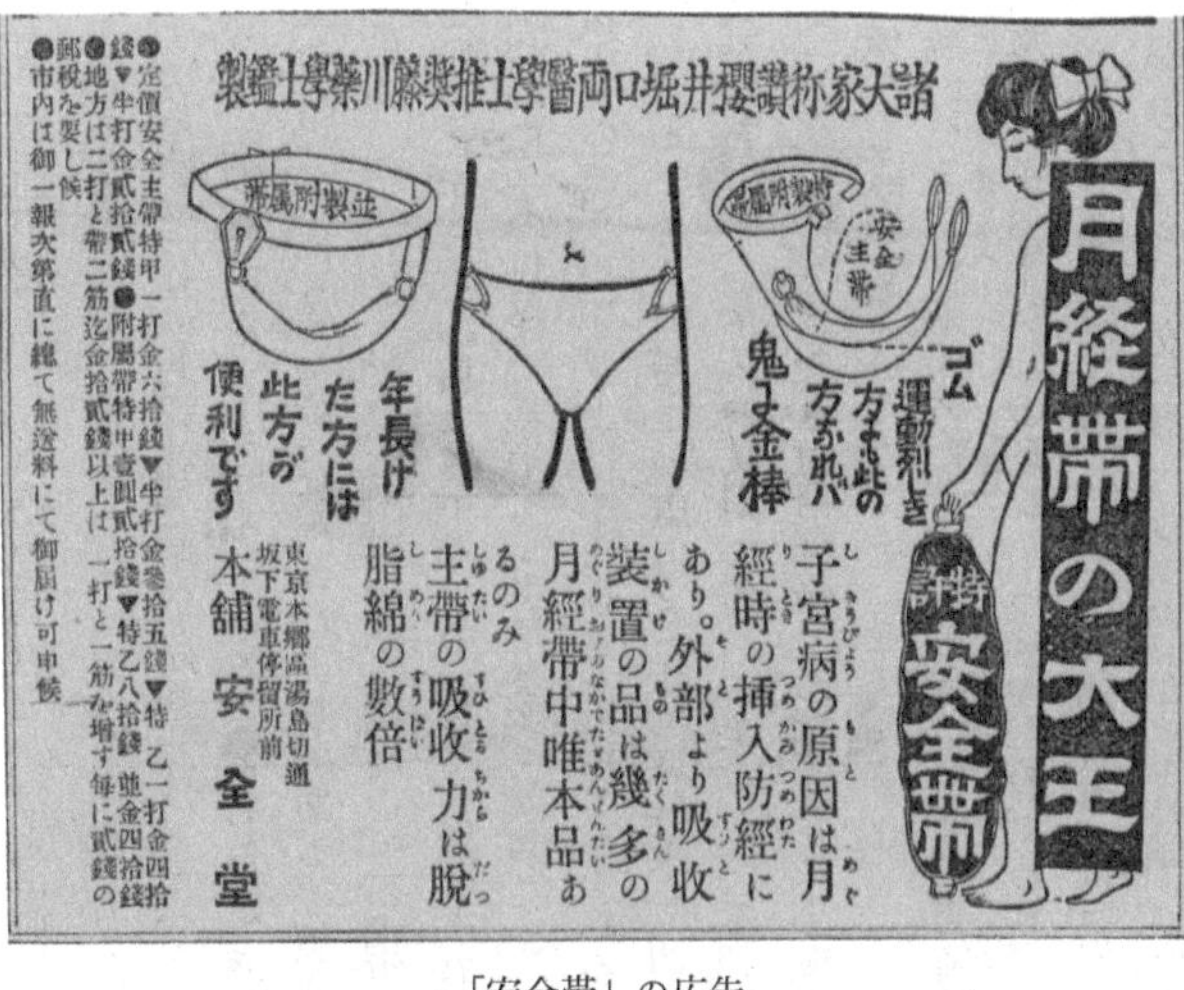

「安全帯」の広告

ルマタ」といった月経帯が、薬局、小間物屋、あるいは通信販売で売られていた(48)。腰に巻いたベルトに、吸収帯をつるすという「ベルト式」が主流だった。「バンド式」と呼んでもよいのだが、時代が下ると、「○○バンド」という商品名でショーツ型の月経帯も登場するので、区別のため「ベルト式」と呼んでおく。

他の月経帯に先駆けて、明治期から発売されていた「安全帯」のキャッチコピーは「月経帯の大王」。広告には、「特製」と、「年長けた方」向けの「並製」のイラストがある(49)。

また、「安全帯」の別の広告の見出しは、「月経に脱脂綿は大害あり（某医学博士談）」。脱脂綿は「詰込みますと」経血が留(とど)まり、繊維が残留し、『子宮病』や『鬱憂症(ヒステリー)』等に罹る事が往々あります」と説明されている。[50]

「安全帯」は、月経帯と吸収帯から成っており、月経帯のほうを「附属帯」、吸収帯のほうを「安全主帯」と呼んでいる。どちらかというと、「吸収力は脱脂綿の数倍」と謳(うた)う「主帯」のほうを売りたかったようである。値段は時期により多少差があるが、「附属帯」が四〇銭（並）から一円二〇銭（特甲）、「主帯」が「一打（引用者注・一ダース）」四〇銭（特乙）から六〇銭（特甲）。「附属帯」は四～五年使用でき、吸収帯である「主帯」は、一回あたりの月経で「半打（引用者注・六個）」で足りるとの説明がある。[51] 消耗品である「主帯」のほうが売り上げに貢献したと考えられる。

「ローヤル月経帯」の広告文には、「日本で初めての品。掛替(かけか)へ附き故頗(すこぶ)る便利で清潔で気持ちよく、永久の使用に耐へます」とある。値段は二枚一組で一円二〇銭。

「ファーインダ腹巻付月経帯」の発売元「小塚商店」は、これと形状が似た「ぢおさへ器械」も販売していた。

「カチューシャバンド」という商品名は、芸術座の松井須磨子(まついすまこ)が歌い、当時大流行していた「カチューシャの唄(うた)」から採ったのだろう。「袋入」が六〇銭、「函(はこ)入」が四五銭。当時、アンパンが一個二銭、日雇い労働者の日当が七〇銭だった。[52] 広告文には「月経帯中の女王」とある。「安全帯」の「大王」を意識したものだろうか。

　このように多数の月経帯が製品化されていたが、川村邦光著『オトメの身体――女の近代とセクシュアリティ』によれば、「大正期には、『ビクトリヤ月経帯』が月経帯の市場をほぼ制圧していた」という。実際に、『女学世界』『婦人世界』などの婦人雑誌に一頁大の広告をほとんど毎号掲載しているのは「ビクトリヤ」だけである。従来の丁字帯には不便を感じ、タンポン式の処置の弊害を婦人雑誌等で見聞し、なおかつ経済的余裕のあった女

(40)『女学世界』一九〇八年四月号。
(41)週刊朝日編『続　値段の明治大正昭和風俗史』朝日新聞社、一九八一年。『続続　値段の明治大正昭和風俗史』一九八二年。
(42)『婦人世界』一九〇九年一〇月号。
(43)『婦人世界』一九一二年七月号。
(44)『婦人世界』一九一二年九月号。
(45)週刊朝日編『続続　値段の明治大正昭和風俗史』朝日新聞社、一九八二年。
(46)同(5)。
(47)佐野真一『性の王国』文藝春秋、一九八一年。
(48)『女学世界』『婦人世界』『婦女新聞』掲載の広告。
(49)同(39)。
(50)『婦人世界』一九一一年一一月号。
(51)同(52)。
(52)同(29)。

学生や主婦たちが、「ビクトリヤ」のおもな購入者だったのだろう。

それでも当時はまだ、月経帯を使用する女性よりも、布や脱脂綿等をタンポンのように詰めるだけという女性のほうが多かった。大正初期には、「清潔球」「月経球（つきのたま）」「ニシタンポン」といった製品も発売されているが、[53]これらは単に脱脂綿を丸めたものであり、経血処置を目的として改良されたタンポンが発売されるのは、一九三〇年代のことである。

経血処置の記憶――一九〇〇年生まれ、大阪の女性

当時の女性たちが実際に行っていた経血処置について、『女たちのリズム――月経・からだからのメッセージ』[54]に収録されている口述記録から紹介したい。

まずは、一九〇〇（明治三三）年に大阪に生まれ、一九一六（大正五）年に一六歳で初経が始まった山田清子さんの体験談である。聞き取り当時は八一歳だった。

山田さんは高等小学校卒業後、奉公に出ていたが、正月に帰省した際に初経を迎えた。月経については、母親からも教師からも聞いたことがなく、友だちと話題にしたこともなかったが、「他人のそそうしたとことか見ているから、知ってはいた」という。

最初は「おさかなのはらわたみたいな黒いような、そんなもん」を見ても経血とは思えなかったが、「あくる日になってちょっと血のような色してきて、あっ、これやっぱしそうやなとおもたけどな。そのときはまだ親にもゆうてないしな、お正月やし」。

山田さんがチリ紙を当て、それが落ちないように横になっていると、「お母さんが、あんまり便所に通うから、あんた、それとちがうか、というたんや」。母親はすぐに布を出してきて、丁字帯を縫ってくれた。

いまの越中（ふんどし）みたいなのをこしらえてくれてな。で、紙あてごうて、結びかた教えてもろて。ほいでまあやっと安心したわ。自分でやってたかて、どないなってるのかわからへんしなぁ。その時分はズロースもないしさ、お腰（巻）ひとつでしょ。そやから、いつどないなるやら心配やったけどな。お母さんにゆうて手当て教えてもろたんで、ま、やれやれとおもうたけどな。（中略）はじめは怖うてな。越中ゆうたかて、いまのズロースみたいに横ないでしょ、腿のとこ、そやから歩いたらいつこっちから落っこちるかしらん、ぶっそうでな。こらもうあんまり歩かれへんなぁとおもて。そんなんやったわよ、はじめは。そやけどだんだん器用になってきてな（笑）。

(53)『女学世界』『婦人世界』『婦女新聞』掲載の広告。
(54)同（5）。

母親は、チリ紙ではすぐに破れてしまうから、丈夫な和紙を手で揉んでから当てるようにと教えてくれた。山田さんの初経は一週間ほど続き、その後一年間、月経はなかった。そういうことはよくあると母親から聞いたので、心配せずに済んだ。

山田さんが脱脂綿を使うようになったのは、一年後、奉公先で再び月経がきたときである。一緒に生活していた同年代の友人が、脱脂綿を買ってきて手製のタンポンを作っているところを目にし、自分も真似るようになった。

いろんなもんこしらえてるから、なに作ってるんかなあとおもて見てたら、脱脂綿買うてきて、四角うにしといて、日本紙をこまこうにやわらこうにして、それをまん中へいれて棒さんみたいにして、そういうもんを下からつっこむようにしたあってな。こうしといたらよそへ行ってもそそうが少ないゆうて。（中略）もう越中せんでもええからゆうて、そない教えてくれたよ。それからはそうしとったけど。

現在の既製品のタンポンのように、取り出すためのヒモはなかったが、あまり奥へは入れなかったので、取り出しづらいということはなかったようだ。また、手前のほうに入れていたにもかかわらず、「慣れたらなんとも感じへなんだよ。それで用事もしたし、じっとしてへんかった」という。

山田さんが手製のタンポンを友人から教わった頃は、すでに「ビクトリヤ」などの月経帯が発売されていたが、製品化された月経帯など、山田さんの生活圏内には存在しなかったようである。

経血処置の記憶――一九〇七年生まれ、仙台の女性

次は、同じく『女たちのリズム』に収録されている郡山吉江さんの口述記録である。郡山さんは一九〇七年に仙台に生まれ、一九二三（大正一二）年に、先の山田さん同様一六歳で初経を経験している。聞き取り当時は七三歳だった。

　私はね、初潮は一六だったの。当時としては少し遅いぐらいの年齢でしょう。その頃は、生理の話をするなんていうのは、まったくのタブーで、母や姉とも話したことはなかったんだけれど、いつのまにか何らかの形で知ってたんでしょう。初潮になってもあまりあわてなかった。

経血処置には、「モッコふんどし」と呼ばれた丁字帯と脱脂綿を使った。まず千切った脱脂綿をタンポンのように詰めてから、畳んだ脱脂綿をナプキンのように当て、「モッコふんどし」をつけた。

脱脂綿は一日に何回かとりかえるのだけれど、それでも一日たつとモッコふんどしが血でカラカラにひからびて、かたーくなっちゃうわけなのよ。今考えてみれば、血ノリでガバガバになったのを一日中してなきゃならないというのは、つらかったねえ。それでそれをバケツの水につけて洗って、物置きの中に干したのよ。ほんとうは日光にあてて消毒すればいいんだけど、その当時は、不浄なものだからお日様にあてちゃいけないって母に言われたのよ。それから、もちろん、人に見せるべきものでもないというのでね。——だけど後から、私は物置きに干すのが気持ち悪くて、ちょっとでも日光や風のあたる、誰にも見えない場所を捜してそこへ干したけれどもね。

郡山さんが「ビクトリヤ」に出合ったのは、初経から半年が経った頃だった。

カンにたたんで入っていてね、月経帯・ビクトリヤっていったの。それは白いネルの布でできていて、ちょうど今のビキニみたいな感じのものなのよ。それで股のところがうすーいラクダ色をしたゴムでのび縮みするようになっていたの。だからそのゴムのところに脱脂綿をのせれば、比較的（ふんどしと比べれば）落ちないわけね。それでもお腰（巻）ぐらいはよごれることはあっても、シミるってことはなくなった。

郡山さんは念のため、ゴムの上にボロ布を載せてから、脱脂綿を当てていたという。

だけどね、これは三ヶ月ぐらいしかもたなかった。洗って陰干しにしても、ゴムのところがベタベタとくっついちゃってね……。それで、それからどれくらいたってからかな。ゴムだけ交換できる製品ができた。スナップなんかでくっつけるんだけど、新製品だから、かなり高かったのを覚えている。

『婦人衛生雑誌』の医師たちは、詰める方法は危険だとし、当てる方法を勧めていたが、郡山さんのように詰めてから当てている女性も少なくなかった。脱脂綿が転がり落ちたり、経血が漏れたりしないための用心だったのだろう。現在も、タンポンとナプキンを併用する女性は少なくない。

国産の「ビクトリヤ」は、一九一三年には発売されていたが、郡山さんの近辺で売られるようになったのは、一九二三年頃だった。「ビクトリヤ」は婦人雑誌誌上で通信販売も受け付けていたため、地方の女性でも手に入れることはできたのだが、店舗における販売は、都会と地方とで時間差があったようだ。郡山さんは「ビクトリヤ」について、一応の評価はしつつも、耐久性や値段に難ありとしている。

ところで、郡山さんが母親や姉と月経の話をしたことがなかったのは、それが「まったくのタブー」だったからである。さらに、有経女性にとって必要不可欠なものであるにもかかわらず、経血処置用品は「不浄なものだからお日様にあてちゃいけない」ものと教えられていた。文字通り〝日陰者〟扱いされていたのである。

日本で経血処置用品の改善が遅れた背景には、月経に対する根強いタブー視、不浄視があったのだ。

経血処置の記憶――一九一〇年生まれ、東京の女性

郡山さんと同じ頃に初経を迎えた東京の女性の経験談が、一九七〇年代の『婦人公論』に掲載されているので、それも紹介したい。

この女性は、一九一〇(明治四三)年生まれで、一九二四(大正一三)年に一四歳で初経を迎えている。

十四歳の春、母から大人になった証に、毎月一回経血のあることを教わった。母は手拭いを二つ折りにして紐をつけた丁字帯を手渡してくれ、同じものを何枚も作るようにと命じた。わたしはその意味がわからず、女学校のお手洗いに使用済のものが落ちているのを見て、お腹の悪い子がいると騒ぎ立てたくらいだった。十四歳の夏、お

じさんの家へ遊びに行っている間に初潮を見、たいへん難儀したこと、家中でめでたいと言っていたことを覚えている。当時の用品は不完全なものが多く、ハナ紙を折り込んだり、安全ピンで前を止めたりした。すでに丁字帯の真中にゴムのついたものも出回っていたが、十分ではなく、めいめいが工夫を凝らしたものだ。あかりの灯芯は吸収率が良いので何本も袋に詰め、パットにしていた人もいた。当時医者は、産後の処置にタンポンを使用していたようで、その頃のタンポンは脱脂綿をガーゼで包み糸をつけたものだった。勇敢なる友人が、どこでどう入手したものか、そのタンポンを使用し、海で泳いで快適であると言ったのを聞き、大変驚いた思い出がある。夏は苦労の季節で、ゆかたにしみることが度々あり、帯のたれを腰まで落とし、急いで家に帰ったものだ。[55]

この女性は銀座に生まれ育ち、女学校へも通った。先の山田さん、郡山さんとは異なり、初経が始まる以前に母親から月経のことを教わり、丁字帯も準備していた。大正末期の銀座でも、経血処置の基本は、手作りの丁字帯だったようである。少なくともこの女性の母親は、そう考えていたのだろう。

(55)『婦人公論』一九七三年八月号。

「すでに丁字帯の真中にゴムのついたものも出回っていた」とあるので、この女性にとって、ゴム製の月経帯は目新しいものではなかった。しかしそれも不十分だったため、「めいめいが工夫を凝らした」。また、この女性は、山田さん、郡山さんと異なり、タンポン式の処置はしていなかったようだ。

大正時代に初経を迎えた三人の女性に共通するのは、初経当時は、母親から教わった手製の丁字帯（越中、モッコふんどし等）を使い、慣れてくるとほかからも情報を得て工夫を凝らしたということである。それぞれタンポンを手作りしたり、市販の月経帯に手を加えたりしていた。

テレビコマーシャルなどによって、生理用品の情報が全国に画一的にもたらされ、コンビニエンスストアやドラッグストアに行けば、国内のどこにいても同じ商品が手に入る今日とは異なり、当時は居住する地域や、労働者か学生かといったそれぞれの置かれている立場によって、経血処置法が異なったのである。

既製品タンポンに対する逆風

昭和に入ると、「フレンド月経帯（バンド）」「月経帯メトロン」「ノーブルバンド」「スイタニヤ月経帯」といった月経帯が量産されるようになる。一九三〇（昭和五）年には、ロール式脱脂綿「白ぼたん」が発売されているが[56]、月経帯との併用を目的としていたのだろう。

なかには、あえてゴムを使用しない布製の月経帯もあった。ゴム製の月経帯には「漏れない」「(経血が) 臭わない」という長所があったが、「蒸れる」「かぶれる」「ゴム臭い」という短所もあったからである。

婦人雑誌の広告を見る限り、当時、最も普及していたと思われるのが、「ビクトリヤ月経帯」と「フレンド月経帯」である。たとえば、一九三〇（昭和五）年の『婦人倶楽部』と『主婦の友』には、双方の頁大の広告が、ほぼ毎号掲載されている。月経帯が製品化された当初、女学生だった女性たちが、『婦人倶楽部』や『主婦の友』の読者層となっていたこの頃は、月経帯の使用者も徐々に増えていたのだろう。

女性たちの洋装化が進むにつれ、腰巻に代わってズロースが用いられるようになり、それにともなって、当初は「ベルト式」が主流だった月経帯も、徐々に「ズロース型（ショーツ型）」が一般的になってくる。

一九三〇年代後半には、「ビクトリヤ」も「フレンド」も、従来の「ベルト式」に加え、「ズロース型」を発売するようになる。一九三九年の「月経帯メトロン」の広告には、「月経時専用」と「ズロース兼用」の両タイプが見られ、「ズロース兼用大好評」という一文もある。これらが、戦後のいわゆる「黒いゴム引きパンツ（股の部分にゴムをコーティング

(56) 同 (21)。

したショーツ）」に連なるのである。

ズロースの普及について、一九三二（昭和七）年に起きた日本橋白木屋百貨店の火災が「直接のきっかけとなった」[57]とする説がある。火災の際、窓から救命ロープで降下しようとした和服の女性店員たちが、下にいる救助者や野次馬たちの視線を気にして片手で裾を押さえたため、体重を支えきれずに転落死したというのである。しかし、井上章一は『パンツが見える。——羞恥心の現代史』（朝日新聞社、二〇〇二年）のなかで、白木屋百貨店の火災によってズロースが普及したという説は、虚構だったということを証明している。さらに、この時期にズロース着用者が急増したということもなかった。白木屋火災の翌年に銀座を歩いていた女性の八一パーセントが和服、一九パーセントが洋服だったという資料もある[58]。

ところで前に触れたように、一九一五（大正四）年には「ニシタンポン」という商品名の脱脂綿が発売されていたが、これは単なる脱脂綿の球に過ぎなかった。

経血処置を目的として開発された、現在の形に近いタンポンの第一号は、一九三八（昭和一三）年に合資会社桜ヶ丘研究所（現エーザイ株式会社）から発売された「さんぽん」である。桜ヶ丘研究所は、田辺元三郎商店（のち東京田辺製薬。合併により現在、田辺三菱製薬）に在職していた内藤豊次が設立したのだが、「さんぽん」発売と同年、田辺元三郎商店から「シャンポン」という和紙製のタンポンも発売されている。

「さんぽん」は脱脂綿を圧縮した砲弾型のタンポンで、二〇ミリリットルの経血が吸収できたという。[59] 一二個入りで四五銭。当時、アンパンが一個五銭、ビール大瓶一本が四一銭だった。[60]

こうした既製品のタンポンの出現は、東京女子医科大学創設者である吉岡弥生（よしおかやよい）の「女の神聖なところに男以外の物を入れるとは何事ぞ」という言葉に象徴されるように、医師たちの猛反発を招いた。[61] さらに、戦争による原料不足にも見舞われる。

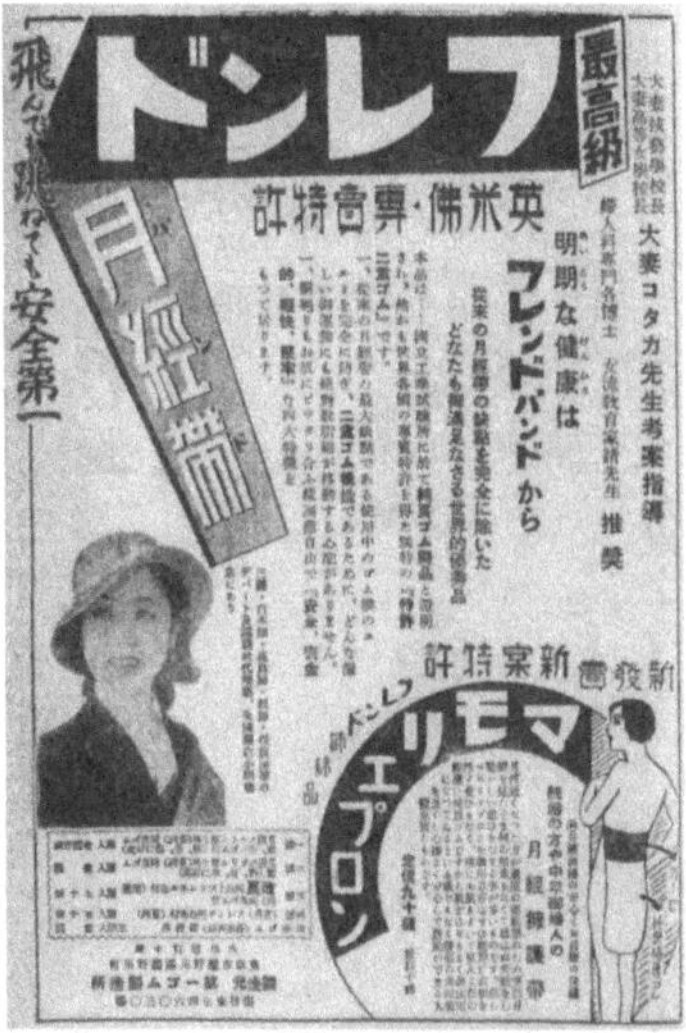

ちなみに、一九三九年の「月経帯メトロン」の広告には、「吉岡弥生先生御考案」とある。タンポン式に反対の立場から考案したのだろうか。同年の「フレンド月経帯（バンド）」の広告には、大妻女子大学創設者「大妻コタカ先生考案指導」の文字が見られる。女子教育者のお墨付きであることが、広告として有効だったのだろう。

「フレンド月経帯」の広告

女子教育者がみな、タンポン式に反対していたわけではないようだ。すでにタンポン式の弊害が説かれていた一九二四（大正一三）年の『主婦の友』に掲載された「月経球（つきのたま）」の広告には、嘉悦（かえつ）学園の創設者「嘉悦孝子先生の推奨」とある。

戦時下の経血処置

日中戦争（一九三七年〜）が始まると、中国から綿花が買えなくなった上に、脱脂綿は軍隊の使用が優先された。

一九三八年一〇月の『主婦の友』には、脱脂綿に似せた商品「ラモード」と、ゴムを使用しない月経帯「ラモードバンド」の広告が掲載されているが、そこには、「ゴムや脱脂綿（木綿）は有力な軍需品ですから、私共はなるべく使はないようにしなければなりません。この品は従来のもの以上の品で、決して代用品ではありませんが、かうした意味からもおすすめできます(62)」とある。

翌年の『主婦の友』に掲載されている「フレンド月経帯」の広告には、「銃後に薫る明朗女性美!!」という戦時中らしいキャッチコピーが見られる。

一九四〇年四月の『主婦の友』誌上では、「脱脂綿の家庭再生法と代用品の作り方」という特集が組まれ、脱脂綿に吸収された経血の落とし方、消毒の仕方、繰り返し使ってボロボロになった脱脂綿を布袋に包んで利用する方法や、青梅綿（おうめわた）や藁灰（わらばい）、米ぬかを入れた布袋を利用する方法を紹介している。

太平洋戦争が始まった一九四一年には、国家総動員法に基づく生活必需物資統制令によって、脱脂綿が配給制となり、陸軍省は商工省に、脱脂綿の代用品の開発を依頼している。その結果生まれたのが、紙に特殊なシワ加工を施して水分を吸収しやすくした紙綿（かみわた・しめん）である。当初は「綿の代わりとなる紙」という意味で「綿紙（わたがみ）」と呼ばれていた。[63]しかし、それさえも十分には行きわたらなかった。当時を振り返った次のような記事がある。

あらゆる物資の不足で、脱脂綿や布、紙はもちろん入手しにくい状況だったから、毎月、月経が近づくと、いつも処理法に頭を悩ました。母親がさらしの両端を縫い、それを何度も何度も洗いかえして使用したものだ。[64]

(57) 小野清美『アンネナプキンの社会史』JICC出版局、一九九二年。
(58) 下川耿史編・家庭総合研究会『増補版　昭和・平成家庭史年表1926→2000』河出書房新社、二〇〇一年。
(59) エーザイ提供の資料。
(60) 週刊朝日編『値段の明治大正昭和風俗史』朝日新聞社、一九八一年。
(61) 同（55）。
(62)『主婦の友』一九三八年一〇月号。
(63) 同（21）。

このように旧来の手製丁字帯を用いた女性もいたが、ボロ布等を直接膣に詰める方法をとっていた女性も、かなり多くいたようである。前掲の『女たちのリズム』には、戦時中の経血処置について、次のような記述がある。

戦時下の激しい労働や防空演習にかり出される女たちにとって、両足の間でねじれたり、ずれたりする丁字帯や、じっとりと経血を含んだ再生綿、ぼろの始末は、苦痛以外のなにものでもなかったのです。戦時性無月経に陥った女が、おかげで助かったと思った、とあとになって語っているのは、おそらく実感であったと思います。戦争中に、膣内に入れて経血を吸収する、いわゆるタンポン式の処置をおぼえた女が多いというのは、物資の徹底的な窮乏と、激しい動きを要求され、便所へ行くのさえままならない不自由な戦時生活のゆえでしょう。(65)

戦時性無月経とは、空襲によるストレスや食料不足によって月経がなくなることで、第一次世界大戦中の一九一七年に、ヨーロッパで報告されている。(66)戦争中に「自己流タンポン」の使用に慣れてしまったために、戦後もその習慣を続けた女性が多かったということを裏づけるように、戦後間もない頃の婦人雑誌には、『婦人衛生雑誌』に見られたような、タンポン式の処置法の弊害を説く記事がたびたび掲載されている。

たとえば、一九五〇年に出版された『婦人衛生』（主婦の友社）には、「多く中年婦人に見られる、綿花や紙きれで膣口に栓をする方法は、不潔で細菌感染の原因になりやすいから、絶対にやめねばなりません」とある。

明治時代後半から大正時代にかけて、医学的な〝啓蒙（けいもう）〟によって多少は減ったであろうタンポン式の処置法が、戦争によって復活したため、かつてのようにその弊害を説く記事が目立つようになったのだろう。こうした背景もあり、厚生省（当時）は一九四八年にタンポンを医療用具（現在は「医療機器」）に指定し、厳しい衛生基準を設けたのである。[67]

月経回数と生理用品の進化

終戦から六年、一九五一年に脱脂綿の配給制が解除されると、再びさまざまなタイプの月経帯が発売されるようになった。しかし女性たちはまだ、月経中であることを忘れてスポ

(64) 同（55）。
(65) 同（5）。
(66) 広瀬勝世『女性と犯罪』金剛出版、一九八一年。
(67) 同（21）。

ーツや仕事に打ち込めるような生理用品、少なくとも市販のそれを手にしてはいなかった。かりに経血処置に不自由を感じていなかったとしても、それは慣れから生じていた可能性が高い。前出の郡山吉江さんの口述記録には、「今考えてみれば、血ノリでガバガバになったのを一日中してなきゃならないというのは、つらかったねえ」とあった。あとで考えると辛かったが、当時はそれが当たり前で、慣れてしまっていたのである。

生理用品が長い間、進化しなかった理由の一つとして、女性たちの月経回数が、現代ほど多くなかったということが挙げられる。

あくまで平均値での比較となるが、初経（初潮）年齢が一二歳、閉経年齢が五一歳の現代女性が、子どもを二人産んで、それぞれ一年間、母乳で育てたとすると、月経継続年数は約三五年間。月経周期を二八日間とすると、一年に一三回の月経があることになるので、生涯月経回数は四五五回となる。

対して、たとえば明治時代の女性は、初経は現代女性より二年遅く、閉経は二年早かった。子どもの数を五人とした場合、現代よりも長かった「授乳性無月経」の期間を考慮すると、生涯月経回数は五〇回程度であったと言われている[68]。結婚後はほとんど月経がなかったという女性も珍しくなかった。月経回数が少なければ、生理用品の改善は必要とされない。

生理用品が進化しなかった別の理由として、月経が「不浄なもの」「女のシモのこと」

であるために等閑視されていたということも挙げられる。そこで次章では、月経に対するタブー視、不浄視がなぜ起こったのか、そしてそれが女性たちの生活のなかにどのように織り込まれていたかを見ていきたい。

ところで、不便な経血処置に対する「慣れ」には、経血が漏れる、脱脂綿が転がり落ちるといった「粗相」に対する「慣れ」も含まれていただろう。こうした「慣れ」つまり「大らかさ」はあってもいいのではないか。今日では、生理用品が進化したことで、「粗相」があり得ないこととして捉えられる傾向があるが、それは行き過ぎた〝月経の透明化〟である。

経血は排泄物であり、感染症の危険もある。したがって、人目に晒すものではなく、衛生的な処理が不可欠である。しかし、だからと言って月経という生理現象が存在しないかのように振舞う必要はないのだ。

(68) 鳥取大学医学部原田省医師監修「おしえて生理痛」日本新薬ウェブサイト。

第二章　生理用品の進化を阻んだ月経不浄視

――「血の穢れ」の歴史

前章では、戦前までの日本の経血処置用品をふりかえった。戦後の経血処置用品、つまり使い捨てナプキンやタンポンといった生理用品の話に入る前に、月経や経血に対する「タブー視」「不浄視」、言い換えると「月経禁忌」についてまとめておきたい。月経禁忌と生理用品の進化は、密接にかかわっているからである。

世界各地に見られた月経タブー

月経禁忌とは、「血穢（けつえ）（経血の穢（けが）れ）」を理由に、月経中の女性、さらに月経のある身体を持つ女性そのものを禁忌（タブー）と見なすことである。そもそも「タブー」という言葉の語源は、ポリネシア語で月経を意味する「タブ（tabu または tapu）」なのだ。

一八世紀後半に、ポリネシアを訪れたイギリスの探検家ジェームズ・クック（キャプテン・クック、またはクック船長とも呼ばれる）によれば、当地の人々は、マナ（mana）という超自然的威力の信仰を根拠に、自分が使用したい土地や欲しい品物、恋人に対してタブを宣言し、他人に手出しができないようにしていた。もしこれに他人が手出しをした場合、神々への生け贄（いけにえ）として殺されるか、絞殺あるいは棍棒（こんぼう）か石を用いて撲殺される決まりだった。つまりタブの宣言をされた対象は禁忌とされたわけだが、「月経時と出産時・出産後の女性」は、宣言の必要もなく禁忌の対象とされたのである。[1]

つい最近まで世界各地に、月経禁忌にともなう慣習が存在した。現在もそうした慣習が見られる地域はあり、あまり意識されていないが日本でも見られる。

民俗学者の大森元吉は、一九七二年に世界各地の月経禁忌について報告を行っているが、それによれば、コスタリカでは月経中の女性は極めて危険な存在だとされており、その女性が食事に使ったバナナの葉を食べた牝牛(めうし)は衰弱して死に至り、その女性と同じ食器を使った人も確実に死ぬと信じられていた。インドやアフリカには、月経中の女性を家屋の片隅に閉じ込めて生活させ、調理の火あるいは鍋釜(なべかま)を他の家族と別にする、いわゆる「別火(べっか)」の慣習を行う地域や、竈(かまど)のある台所や宗教関連の施設への立ち入り、弓矢や漁網、鍬(くわ)などの生産用具や井戸への接近を禁じる地域もあった。(2)

アメリカのフェミニストたちが一九七〇年代に行った報告によれば、ヨーロッパでも月経禁忌の慣習は広範に見られ、イタリア、スペイン、ドイツ、オランダの農家では、月経中の女性が花や果物に触れると萎(しな)びると言い伝えられていた。また、フランスでは月経中の女性がそばにいるだけで、マヨネーズが上手に作れないと言われ、南ヨーロッパでは塩

(1)大森元吉「禁忌の社会的意義――血忌習俗をめぐる推論」『伝統と現代』一九七二年一一月号。
(2)同(1)。

漬けや酢漬けをさせなかった。その他にも、林檎酒が発酵しない、砂糖が白くならない、ベーコンがうまく仕上がらないなどと言われており、月経は食品加工に支障を来すとされていた。東ヨーロッパでも農家の女性たちは、月経中にパンを焼いたり、バターを作ったりしてはいけないと教えられていたという。[3]

食品加工と言えば、日本でも長らく女性は、酒造りの現場から遠ざけられていた。これについて、女性の膣の常在菌である乳酸菌が、醪（醸造し、まだ粕を漉していない状態の酒）の「腐造」の原因となるため、経験的に酒造りから女性を排除、つまり女人禁制としたのではないかという説がある。[4] もちろん、現在の衛生環境の下では、女性が関わることで醪の「腐造」が起こるということはあり得ない。

宗教と月経タブー

月経禁忌が長い間受け継がれてきた背景には、世界各地の宗教が存在した。キリスト教もイスラム教も仏教も、月経を禁忌と見なしている。

たとえば、『旧約聖書』「創世記」のレビ記第一五章には、次のように記されている。

女性の生理が始まったならば、七日間は月経期間であり、この期間に彼女に触れた人はすべて夕方まで汚れている。生理期間中の女性が使った寝床や腰掛けはすべて汚れる。彼女の寝床に触れた人はすべて衣服を水洗いし、身を洗う。その人は夕方まで汚れている。また、その腰掛けに触れた人はすべて衣服を水洗いし、身を洗う。その人は夕方まで汚れている。（中略）もし、男が女と寝て月経の汚れを受けたならば、七日間汚れる。またその男が使った寝床はすべて汚れる。[5]

また、『コーラン』雌牛（めうし）章にも、次のように記されている。

かれらは月経に就いて、あなたに問うであろう。言ってやるがいい。「それは不浄である。だから月経時には、妻から遠ざかり、清まるまでは近付いてはならない。それで清まった時には、アッラーが命じるところに従って、かの女らに赴け。誠にアッラーは、悔悟して不断に帰るものを愛でられ、また純潔の者を愛される[6]」。

（3）ジャニス・デラニー、マリー・ジェーン・ラプトン、エミリー・トス著、山崎朋子日本語版監修、入江恭子訳『さよならブルーディ――月経のタブーをのりこえよう』講談社、一九七九年。
（4）本江元吉『日本のバイテク潮流――神代から現代を越えて』HJB出版局、一九八八年。
（5）『聖書　旧約聖書続編つき』日本聖書協会、二〇〇一年。

日本では、仏教や神道が月経禁忌を正当化しているが、これについてはあとで触れたい。

月経はなぜ不浄視されるようになったのか

そもそもなぜ、月経が禁忌（タブー）とされるようになったのだろうか。

月経禁忌の起源について、民俗学者の宮田登は、次のように推論している。

> 女性の生理について、合理的な説明が出来にくかった段階では、いずれも人知を超えた神秘的領域と関わる現象と解されていたにちがいない。（中略）大量に出血すると、死に至るのではないかという自然の恐怖感がまずあった。（中略）出産や月経のように男性にはなくて、女性にのみ備わった出血作用は、男と女の差異を明確にする要素だという自明の理がある。その場合、出血→死という関連を考えれば、それに関わる女性に対して男性側から畏怖観が生じたといってよいのではなかろうか。[7]

この畏怖（いふ）や恐怖といった感情から、月経への特別視が始まり、やがて禁忌とされるようになったという説である。

宮田登が指摘した、経血に対する恐怖心についてより詳しく言及し、「血穢」の起源について新たな解釈を試みたのが、食品安全論を研究テーマとする功刀（くぬぎ）由紀子である。

月経時や出産時の出血に対する眼差しは、どのようなものであったろうか？　同じ血液とは言え、傷口からの出血や、肺、胃壁からの喀血、吐血は、液体状であり、鮮やかな赤色をしているのに比べ、月経血は単なる液体ではなく、卵子を含む卵胞成分も排泄されているため、固形物を多量に含んでおり、黒色に近い様相をしている。さらに出産時の出血も同様であり、特に胎児が生まれた後、胎盤が排出されるが、これは「後産」と言われるほど、大きな構造体を含む出血である。

このような異形の外形に加え、肛門に近いという、それらの排出口の存在場所も嫌われの原因ではないだろうか。

さらに、月経での出血は、突然起こり、人為によるコントロール不能のため、本人にとっても恐ろしく、危険なことと思われていたのではないだろうか。長年月経と付き合っていると、そこに周期性の存在することに気づくであろう。しかし、出産後はしばらく月経は止まる。また、貧栄養状態、重篤な病気の場合なども月経は止まる。人々の栄養状態は今ほど豊かではなく、かつ乳児死亡率の高さのために、多産を強い

（6）『日亜対訳・注解　聖クルアーン』日本ムスリム協会、一九九六年。
（7）宮田登『ケガレの民俗誌――差別の文化的要因』人文書院、一九九六年。

られていた時代背景では、現代の女性ほど月経が訪れていないのかもしれない。となれば、なおさら恐怖の対象であろう。

このようないくつもの要素の重なりにより、「血の穢れ」意識は形成されていったのではないだろうか。肉体のしくみが未解明な時空において、死の影をまといつかせた出血に対し直感的な恐怖心を抱くことは、誰も否めないであろう。また病人の血液を感染媒体として危険視することは、経験の蓄積から分析できることであり、このような血の穢れ・不浄視は生物学的医学的に意味をもつ(8)。

医学が発達していなかった時代、出血は死を連想させた。また、人々は経験的に血液が病を媒介することを知っていた。しかも経血は、他の出血とは形状が異なる。多産の時代には、経血を目にする機会も限られていたため、なおさら恐怖心を煽(あお)り、「穢れ」と見なされるようになったのではないだろうかという推論である。

「乳児死亡率の高さのために、多産を強いられていた」ということもあろうが、有効な避妊法がないために多産にならざるをえなかった、という面もあっただろう。

「血の穢れ」の起源

功刀由紀子は「血の穢れ」の起源について、次のように続けている。

生物学的医学的見地から、本来もっとも危険で排斥しなければならない感染症患者の血液に対する視線を、血液全般まで拡大し、（中略）女性にまで拡大していったのは、文化的社会的、さらには政治的な価値観の枠組みの中で、「血の穢れ、すなわち排除、隔離」なる言説が利用されていったからであろう。確かに、「血の穢れ」を制度として定着させていったのは、支配者層、権力者層である。

功刀は結論として、女性差別的な慣習や制度の根底にある「生物学的医学的」な意味を探り、それを「科学的」に解消することで「ジェンダー観の無意味さ」を明らかにすることができると述べている。

いずれにしても、「科学」によって女性を排除しようとする場合、最も利用されやすいのが、女性特有の生理現象である月経だということは確かであろう。

ところで功刀は、多産が当たり前だった時代には、妊娠と授乳によって月経の回数が極端に制限されていたため、月経は「本人にとっても恐ろしく、危険なことと思われていた」と述べている。これに対し藤田きみゑは、論文「月経と血の穢れ思想」において「月

（8）功刀由紀子「性差の生物学的意味をめぐる一試考」『女性史学』第一二号、二〇〇二年。

毎に定期的に廻ってくる月経は本人も夫にも慣れが生じるため、恐怖の対象とするには根拠が薄い(9)」としている。

藤田はまた、歴史学者の脇田晴子の研究にも触れながら、功刀が述べた「『血の穢れ』を制度として定着させていったのは、支配者層、権力者層である」という点について、さらに詳しく説明している。

脇田は平安朝の初め頃より盛んとなった触穢(そくえ)思想により、肉体から血を出す女性や、死体処理などをして死穢(しえ)に触れる人々を忌避し始めたと述べている。即ち、天皇や宮廷を清浄化する反動として不可避的な「穢れ」の部分を弱者に負わせ、さらに、女性を身体的に「穢れ」を持つもの、「不浄のもの」として認識させたとしている。このような方策は社会的・文化的性差を生じ、時の為政者にとって民衆を統治する上では都合が良かった。

このように近年では、少なくとも日本における「血穢」については、月経現象そのものや経血に対する特別視から自然発生的に生じ、綿々と受け継がれてきたという従来の説(10)に代わり、平安時代の宮廷祭祀(さいし)の場で女性抑圧のシステムとして創出され、貴族社会から一般社会へ、中央から地方へと伝播(でんぱ)していったとする説(11)が有力となっている。

卑弥呼の「鬼道」と月経

「血穢」に至る「特別視」とは異なるが、月経に対する特別視の要因の一つとして、〝月経による精神変調〟を挙げる論者もいる。たとえば、女性史研究家の山崎朋子は、月経に起因する精神変調が、邪馬台国（やまたいこく）の女王卑弥呼（ひみこ）の存在理由であったと説いている。

日本最初の原始国家である邪馬台国の首長が男性でなくて女性であった理由は何かといえば、それは女性に月経という生理現象があり、それに起因する精神および感情の波立ちがあったからだと言って差し支えないのです。月経時の女性が精神的および感情的に一種の不安定に陥ることのあることは広く知られていますが、この不安定性は、原始・古代の素朴な人びとの心には超自然的なもの――換言すれば神意のあらわれと

（9）藤田きみゑ「月経と血の穢れ思想」『女性史学』第一三号、二〇〇三年。
（10）代表的な研究は、瀬川清子『女の民俗誌』（東京書籍、一九八〇年）。小野清美著『アンネナプキンの社会史』（JICC出版局、一九九二年）には、「もともとわが国では先史時代から血穢の忌みがあったところに、仏教伝来とともに男尊女卑の思想が広がり不浄の意識がいっそう強まった」とある。
（11）代表的な研究は、成清弘和『女性と穢れの歴史』塙書房、二〇〇三年。

映りました。そこで、肉体的精神的に安定的な男性ではなくして不安定な女性を神に近い存在と見、精神的・感情的な振幅のとりわけ多い女性を巫女王に立てる結果を生んだのです。[12]

この説の根拠は、『魏志』倭人伝にある「鬼道に事えて能く衆を惑わす」の一文である。「鬼道」をシャーマニズム的な「神懸り」と解釈し、それを月経に起因する精神変調によるものと見なしたのである。[13]

しかし、卑弥呼は女王に立った時点ですでに「年は長大であった[14]」ことから、女王として存在した間、月経があった期間はそれほど長くなかったか、あるいはほとんどなかったと思われる。

山崎がこの説を主張したのは、一九七九年である。拙著『月経と犯罪――女性犯罪論の真偽を問う』に詳しいが、当時は日本の精神医学者たちが、〝月経時の精神変調〟を〝医学的〟に裏づける研究を次々と発表していた時期にあたるので、それらを踏まえての説であったかもしれない。

一九九〇年代に入ると、日本でもイギリスの婦人科医キャサリーナ・ダルトンによる月経前症候群（PMS）の概念が普及し、女性の「精神および感情の波立ち」は、月経時ではなく月経前に起こりやすくなると考えられるようになる。これに従えば、卑弥呼の「鬼道」は月経前症候群によるものと解釈されよう。

いずれにしても、史料が乏しいなかで、卑弥呼擁立の理由を月経に起因する「精神および感情の波立ち」に求めることは、可能性は否定しきれないものの無理がある。

山崎の説は、時代によって女性の精神変調が起こりやすいとされる時期に差があるということも示している。また、山崎は「精神および感情の波立ち」を積極的に評価しているわけではないが、これを女性の特性として評価しようとする立場もあろう。しかし、女性にしかない生理現象を特別視したり神秘化したりすることは、不浄視することと紙一重の危険性を孕んでいる。

月経が精神に影響を及ぼすこと自体は否定できず、「月経前不快気分障害（ＰＭＤＤ）」という診断名も存在する。しかしそのパーセンテージはきわめて低く、治療法も確立されつつある。[15]それにもかかわらず、月経と精神変調を安易に結びつけることは、女性には責

（12）同（3）。
（13）シャーマニズムとは、シャーマンを中心とする宗教現象。シャーマンとは、脱魂・憑依のような特異な心理状態で、神霊・祖霊などと直接に接触・交渉し、卜占・予言・治病などを行う呪術・宗教的職能者（大辞泉）。沖縄のユタ、東北のイタコもシャーマンに分類される。卑弥呼の「鬼道」については、「シャーマニズム」以外にも様々な解釈がある。
（14）『コンサイス日本人名事典』（第四版）三省堂、二〇〇一年。

任ある仕事を任せられないといった偏見を助長することになる。

月経は単なる生理現象である。その単なる生理現象が、「穢れ」や「精神変調の原因」と見なされてきた歴史の、今はまだ延長線上にある。

『古事記』に見る月経観

月経禁忌の話に戻る。

月経禁忌とは、「血穢」を理由に月経中の女性、さらに月経のある身体を持つ女性そのものを禁忌（タブー）と見なすことである。日本における「血穢」の観念は、いつ頃生じたのだろうか。

月経についての最も古い記述は、『古事記』（七一二年）の、倭建命と美夜受比売の「婚合（媾合）」の挿話に見られる。

倭建命は、東国征討に向かう途中、尾張の国の美夜受比売と出会い、次に会うときの「婚合」を約束した。征討を終えて、美夜受比売のもとを訪れると、彼女の月経が始まっていた。そこで、倭建命は次のような歌を詠んだ。

ひさかたの　天の香具山　鋭喧に　さ渡る鵠　弱細　撓や腕を　枕かむとは　吾はすれど　さ寝むとは　吾は思へど　汝が着せる　襲衣の襴に　月立ちにけり[16]

現代語訳すると、「(ひさかたの) 天の香具山の上を、鋭くやかましい鳴き声をあげて渡っていく白鳥よ。その姿のように、ひ弱く細い、あなたのしなやかな腕を枕にしようと私はするけれど、あなたと共寝をしようと私は思うけれど、あなたが着ていらっしゃる襲衣(引用者注・頭からかぶり、衣服の上から全身をおおう布)の裾に、月が出てしまった」[17]となる。これに対して、美夜受比売は次のように返歌した。

高光る　日の御子　やすみしし　我が大君　あらたまの　年が来経(きふ)れば　あらたまの
月は来経(きへ)往く　うべな　うべな　うべな　君待ち難(がた)に　我が着せる　襲衣の襴に　月
立たなむよ[18]

(15) 木内千暁「PMSのために不登校であるとの訴えで受診した高校生3例の検討」『産婦人科の進歩』第五七巻一号、二〇〇五年。赤松達也「産婦人科臨床で見られる抑うつ」『日本医事新報』四二〇一号、二〇〇四年。
(16)『新編　日本古典文学全集1　古事記』小学館、一九九七年。
(17) 同(16)。
(18) 同(16)。

「空高く光る日の神の御子よ、国の隅々まで領有されるわが大君よ、(あらたまの) 年がきて去ってゆけば、(あらたまの) 月はきて去っていきます。まことにまことにまことに、あなたを待ちかねて、私の着る襲衣の裾に月が立たないことがありましょうか[19]」。

倭建命は、美夜受比売の当意即妙の返歌に感心し、「婚合」した。美夜受比売が月経中であったにもかかわらず、倭建命が「婚合」したことから、この挿話が成立した時点では、月経が禁忌とされていなかったというのが、一般的な解釈である。

「血の穢れ」の制度化

同じく『古事記』に、宴会の席で三重の采女(うねめ)(女官) が雄略(ゆうりやく)天皇 (五世紀後半の天皇) に奉った杯に、槻(つき)(けやきの古名) の葉が入っていたことから、天皇が激しく怒ったという挿話がある。

これについて、国文学者の折口信夫(おりくちしのぶ)は、「槻の葉が落ちたというのは、月経の血のしたたりを暗示する。つまり、月経を月のさわり、または月のけがれ、と見る考え方が発生しはじめたことを物語る[20]」と解釈しているが、これについては意見が分かれている。

歴史学者の成清弘和(なりきよ)は、折口の解釈について、「その根拠は単に『槻』と月経＝『月のもの』との音通のみであり、またこの時代に月経観が変化する必然性も考えがたく、あまり説得的とはいえない[21]」と述べている。

成清は、『古事記』『日本書紀』を詳細に検討した結果、律令制度成立以前の支配者層には、「女性の穢れ（血穢・産穢（さんえ））」の観念はほとんど確認できなかったとし、さらに『万葉集』（八世紀後半）、『風土記』（八世紀前半）、『日本霊異記』（九世紀前半）、『今昔物語集』（一二世紀前半）等の検討を踏まえ、在地の民俗世界に「女性の穢れ」の観念が現れるのは、一二世紀前後ではないかと推察している。

「死穢」については、すでに大化の改新（六四五年〜）の際の薄葬令（中央豪族の大規模な墳墓を規制した法令）が規定しているが、「産穢」を初めて公に規定したのは『弘仁式』[22]（八二〇年頃）であり、「産穢」に加えて「血穢」を規定したのは、『貞観式』[23]（八七一年）や『延喜式』[24]（九二七年）である。[25]

（19）同（16）。
（20）折口信夫『折口信夫全集』ノート編第二巻、中央公論社、一九七〇年。
（21）成清弘和『女性と穢れの歴史』塙書房、二〇〇三年。
（22）「弘仁式に云く、穢忌の事に触れ忌むべきは、人の死は卅日に限り、産は七日、六畜の死は五日、産は三日、其の完を喫み及び喪を弔ひ、病を問ふは三日」『西宮記』（『改訂増補・故實叢書』七巻、明治図書、一九九三年所収）。
（23）「貞観神祇式に云く、（中略）凡そ宮女懐妊せば、散斎の前に退出す。月事有らば、祭日の前に宿盧に退下す」『年中行事秘抄』（『群書類従』第六輯、続群書類従完成会、一九六〇年所収）。

以上の史料分析の結果、成清は、「女性の穢れ」は「日本固有の民俗世界から内発的に成立したものではなく、宮廷祭祀の場という極めて特殊なイデオロギー空間から成立したものである」と結論づけ、「本来の親族組織であった双方制を前近代中国（唐）伝来の父系制（家父長制）へ転換していくために、政治的支配層が案出した（あるいは中国から導入した）女性抑圧のためのイデオロギー装置という一面を持つものであったのではないか[26]」と推論している。

当時、宮廷権力は、長屋王の変（七二九年）以降の藤原四子による他氏排斥事件や、称徳天皇による極端な仏教政策の影響によって後退していた。父系制へ転換することで権力の強化を図ったのであろう。前出の藤田きみゑが述べたように、「このような方策は社会的・文化的性差を生じ、時の為政者にとって民衆を統治する上では都合が良かった[27]」のである。

「血盆経」の影響力

平安時代に宮廷で始まった月経禁忌は、やがて仏教界にも広がり、まずは貴族社会に定着したと考えられる。仏教界では、八世紀中頃、尼が宮中の国家的法会から排除され、九世紀には女性の出家そのものが制限され、尼寺が僧寺に従属させられたり、廃絶されたりするようになった[28]。

さらに、各神社が作成した「服忌令(ぶっきりょう)」（神社域を穢さないための私的規則集。中世以降、神道の体系化に伴って整えられた）や、室町時代に大陸から伝来した「血盆経」により、「女性の穢れ」は広く一般社会に浸透した。一例として、伊勢(いせ)神宮の服忌令注釈書とされる『文保記』（鎌倉時代末頃）には、「血穢」について、次のような規定がある。

月水七ヶ日　但し血気未だ止まらざらば七日を限らず。血気止まり二ヶ日を経ての後、三ヶ日の精進終りて参宮を免ずるなり。[29]

「血盆経」は、一〇世紀頃に中国で成立した全四二〇字余の偽経（後世に偽作した経典）

(24)「凡そ宮女懐妊せば、散斎の日の前に退出す。月事有らば、祭日の前に宿盧に退下し、殿に上ることを得ず。其の三月、九月の潔斎は、預め前に宮外に退出す」虎尾俊哉編『延喜式上——訳注日本史料』集英社、二〇〇〇年。
(25) 同（21）。
(26) 同（21）。
(27) 同（9）。
(28) 牛山佳幸『古代中世寺院組織の研究』吉川弘文館、一九九〇年。平雅行『日本中世の社会と仏教』塙書房、一九九二年。
(29)『文保記』（『群書類従』第二九輯、続群書類従完成会、一九五九年所収）。

で、明（一三六八～一六四四年）、清（一六一六～一九一二年）の時代に普及した。

女性は月経や出産の際に、経血で地神や水神を穢すため、死後、血の池地獄に堕ちるが、「血盆経」を信仰すれば救われるという内容である。血の池地獄からの救済を目的として「血盆経」が唱えられ、川施餓鬼（川で行う死者供養）や、往生祈願のための特殊な儀礼が行われた。(30)

中国では、血に関わる罪を犯した者は男女問わず、血の池地獄に堕ちると説いていた「血盆経」が、日本に移入されてから、女性特有の血の穢れ、つまり出産や月経のみが対象とされるようになったとする「血盆経の日本変容説」も説かれたが、中国にも同様の「血盆経」が存在していたことが明らかにされている。(31) 日本国内でも異本が多数存在し、女性の「嫉妬」や「欲望」が、経血となって流れ出ると説明している本もある。(32)

次に示すのは、栃木県佐野市で信仰されていた「血盆経和讃」の一部である。

さてあさましく月のやく　十三十四の頃よりも　四十二三が身とめなり
月には七日のやくなれば　年には八十四日ある
今朝まですみしが早にごり　濁りし我が身をせせぐには
ぼんちの下の井の水で　井の水くんですすぐべし　すくいてこぼすも恐ろしや
こぼせば大地が八つにわれ　ほのぼの煙も立ち上り

山へこぼせば山の神　地の神荒神けがすなり
川ですすげば川下の　水神様も汚すなり
池ですすげば池奈落　両之浄土を汚すなり
天日で干すも恐ろしや　日輪様も汚すなり
夜干にほせば星明神　月輪様を汚すなり
まだその外に恐ろしや　ちりに交りて火にくばり
普賢ぼさつや釜の神　三世の諸仏を汚すなり(33)

「血盆経」は、天台宗、曹洞宗、浄土宗、真言宗などに受容され、江戸時代には、女性信者の獲得を目的として、浄土宗、曹洞宗が積極的に唱導を行った(34)。月経禁忌の慣習は、近

(30) 宮田登・伊藤比呂美『女のフォークロア』平凡社、一九八六年。牧野和夫・高達奈緒美「血盆経の受容と展開」『女と男の時空　Ⅲ』藤原書店、一九九六年。
(31) (30)「血盆経の受容と展開」。
(32) 同(7)。
(33) 坂本要「民間念仏和讃と安産祈願――利根川流域について」藤井正雄編『浄土宗の諸問題』雄山閣、一九七八年所収。
(34) 同(31)。

代以降も日本各地で確認されているが、浄土宗、曹洞宗の勢力が強かった地域に、より多く確認されている。[35]

戦後も続いた月経小屋

江戸時代になると、月経禁忌にともなう民間の慣習についての史料も見られる。次に示すのは、殺人罪で一八二七年に八丈島(はちじょう)へ流刑となった近藤富蔵が残した『八丈実記』[36]の月経禁忌に関する記述である。

　八丈島ニテ、貴賤トモ天癸(つきやく)の節ハ家ニ居セス。村離レノ片里或ハ深山ニ小屋ヲカケ、當今ハ居屋舗ノ隅ニ別室ヲ構エ、是ヲ他屋共他火トモ名付ケ、又産処ヲバコウミヤト名付ケ、ココニアリテ世人ト火ヲ同フセス。正月ハ猶名サエモ忌ンデ糸引ニ出ルト云ヘリ。

　早キハ五日遅キハ一五日ニシテ居家ニ帰ル。年中己カ家ニ在ルコトワヅカ也。

八丈島では、月経中の女性は五日〜一五日間、「他屋(たや)」あるいは「他火(たび)」(お産のときは「コウミヤ」)と呼ばれる小屋に入り、他の人たちと同じ火を使わないようにした。正月は、「つきやく」と口にすることも憚(はばか)られ、「糸引きに行く」と言って小屋に入ったということである。

平安時代に宮廷祭祀の場で成立し、徐々に一般社会へと浸透していった「血穢」の観念は、一八七二（明治五）年に明治政府が発布した「今より産穢憚り及ばず候う事（引用者注・「産穢」は「血穢」を含む）」という法令によって公には廃止された。[37] 廃止のきっかけは、開国当初、大蔵省を訪ねた西洋人が、妻の「産穢」を理由に欠勤している役人に呆れ、抗議したことだといわれている。[38]

当時を知る人たちの口述記録からは、月経禁忌の慣習が解消されていく様子が見て取れる。

人間がたっしゃになったか、神様がヘボくなったたか、タヤにおらいでもよくなったのは、神様が往生して罰をあてなくなったのだろう。

明治の中頃、世の中が文明開化になって、コヤのときにも母屋で食事をするようにな

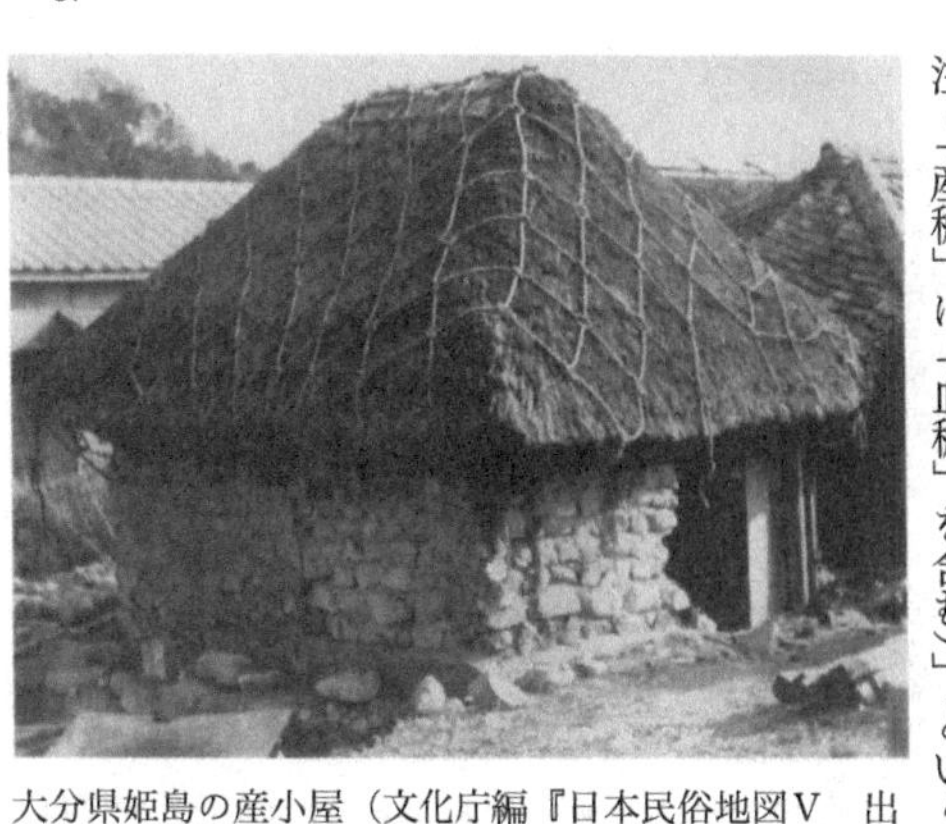

大分県姫島の産小屋（文化庁編『日本民俗地図V　出産・育児』「解説書」1977年、図版）

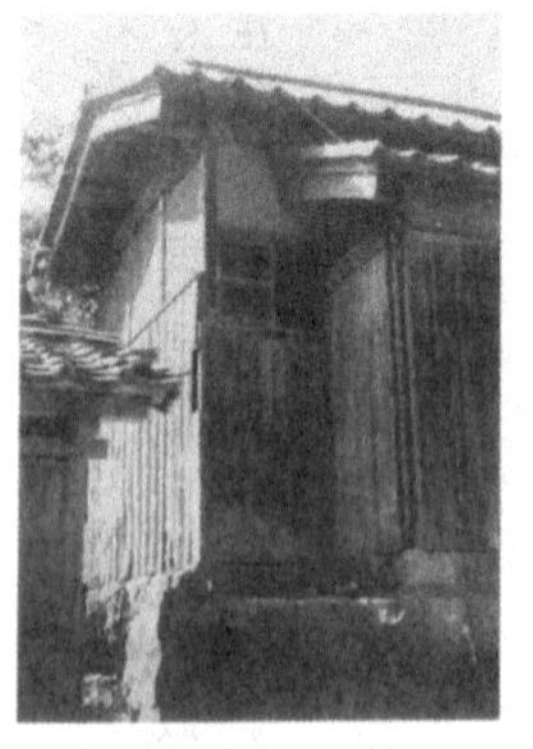
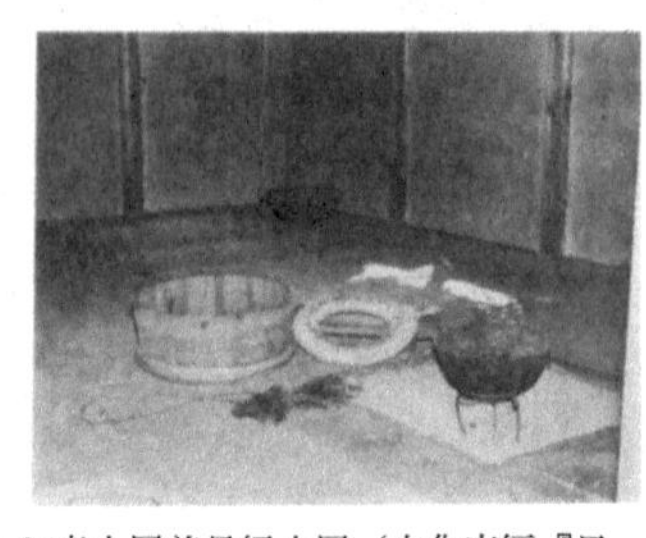

福井県敦賀市浦底で使用されていた産小屋兼月経小屋（文化庁編『日本民俗地図Ⅴ　出産・育児』「解説書」1977年、図版）

った。はじめのうちは、おとましいようで心がとがめた。(39)

しかし、月経禁忌の慣習は、明治時代初期に一気に解消されたわけではなく、地域によっては、戦後も根強く生き続けていた。

柳田国男による『禁忌習俗語彙』には、日本各地に見られた月経禁忌の慣習が収められているが、月経小屋は西南日本を中心に各地に存在し、「不浄小屋」「よごれや」「ひまや」「セセエラ小屋」など、さまざまな名称で呼ばれていた。敦賀では「あさごや」と呼ばれ、明治末期までは使用されていたという。

民俗学者の谷川健一が一九七〇年代に行った報告によれば、当時「あさごや」は使用されなくなっていたものの、月経時の女性は戸口の敷居に腰をかけて食事をし、その後、水や湯で身

体を清めていたという。(40)

三河の北設楽郡では、「食い交じり（引用者注・食事を通じて「穢れ」が移ること）」を防ぐために、月経時の女性を「火小屋」へ隔離した。そこで使う火打金も「小屋火打」として区別されていた。同郡の段嶺村では、神田を作る男が髪にシキミの小枝を挿して耕しにいった。これは月経中の女性に言葉をかけられぬようにするための用心だった。また、月経中の女性を「小屋分」と呼び、もし火を「穢された」場合、村中の火打金を集めて鍛冶屋に清めてもらったという。

志摩の答志島の海女の間では、月経時の女性のことを「かりやもん（仮屋者）」と呼び、対岸の三河渥美郡では汚い茶碗を「かりや茶碗のようだ」と言った。

備中真鍋島では、山の上に設けられた月経小屋から女性が下りてくるとき、「穢れ」を移さないために、大声で人を払った。家に戻ると、川水で沐浴したあと軒下や土間に筵を

(35)　同（21）。
(36)　『日本庶民生活史料集成』第一巻、三一書房、一九六八年所収。
(37)　岡田重精『斎忌の世界――その機構と変容』国書刊行会、一九八九年。
(38)　沖浦和光・宮田登『ケガレ――差別思想の深層』解放出版社、一九九九年。
(39)　瀬川清子『女の民俗誌』東京書籍、一九八〇年。
(40)　谷川健一「民俗学から見た日本人の月経観」『現代性教育研究』一九七九年八月号。

敷いて一夜を過ごし、かりの竈(かまど)をしつらえ、粥(かゆ)などを煮て食べた。翌朝はまた同じ竈で湯を沸かして飲んだ。これを「上がり湯」と名付け、家によってはその湯に塩を加えた。上がり湯を飲めばもとの生活に戻れるのだが、ここでもう一度火をあらためる集落もあった。

このほか、月経時の女性を舟に乗せてはならない、網などの漁具に触らせてはならない、包丁を貸してはならないといった不文律が、各地に存在していた。

このように、日本全国に存在した月経禁忌の慣習は枚挙に暇(いとま)がなく、谷川の報告にあるように、地域によっては一九七〇年代まで受け継がれていた。今日も月経禁忌は、「伝統」の名のもと、限られた領域で生き続けている。

産小屋の記憶――「お日様に遠慮せよ」

ところで、月経小屋の慣習の「建前」は、穢れている女性を隔離するということだが、隔離が女性たち自身のためにもなっていた、あるいは、女性たちを慮(おもんぱか)っての隔離だった、という意見もある。

たとえば、「隔離され、人目に触れなくなることで、経血の流出に煩わされることが少なくなる」「日々の重労働から解放され、体を休めることができる」「女性たちだけが集まる場所で、先輩女性から性についての知識や生活の知恵を継承することができる」などである。

出産のために使われていた産屋（産小屋）も、出産時の出血によって穢れた女性を隔離するというのが「建前」だが、小屋に籠ることによって、出産後の女性が安静を保つことができたとされている。また、産屋での「別火（炊事・食事を別にすること）」は、栄養をつけて産後の肥立ちをよくするためであった、と記す資料もある。[41]

実際に「タビグラシ（他火暮らし。月経小屋で過ごすこと）」が楽しかったとか、[42]「サンゴヤにいる間は、本当に気も使わずに、のんびりと休養でき、ゆっくり身体も休めた」という記録が残されている。[43]

しかし、小屋での生活の内容には当然、地域差があっただろうし、同じ地域の同じ小屋で生活をしたとしても、人によって受け止め方に差があっただろう。

ここでは、田中光子の論文「白木の産小屋と出産習俗――日本海辺二つの習俗調査対比から」[44]より、福井県敦賀市白木で、産小屋や月経小屋を使用していた女性たちの経験と感想を紹介したい。

（41）谷川健一・西山やよい『産屋の民俗――若狭湾における産屋の聞書』国書刊行会、一九八一年。
（42）文化庁編『日本民俗地図V　出産・育児』「解説書」国土地理協会、一九七七年。
（43）同（41）。
（44）『女性史学』第一一号、二〇〇一年所収。

田中は、一九七七（昭和五二）年に当地を訪れ、実際に小屋を使用したことのある、当時五八歳から七二歳までの六人の女性から聞き取り調査を行った。

調査当時白木には、一九六四年に立て替えられたという「新産小屋」があった。「瓦葺き、トタン張りの五坪ばかりの建物」で、お産のないときは、小学校分校の教員宿舎として使われたり、全村一八戸が民宿となる夏場は、海水浴場駐車場の管理人宿舎として使われたりしており、「敷きっぱなしの布団や鍋、釜などが転がる畳敷き六畳一間に、幅一間、奥行き二尺ばかりのガス台兼高流し、玄関の土間、トイレ」があった。

村で共用する産小屋が、戦後一九年経ってからわざわざ建て替えられたということは、当時まだ需要があったということだ。

聞き取り対象となった女性たちが使用したのは、建て替え前の産小屋で、「下はすべて土間で畳はなし。水道やガスの設備はなく、三尺四方の土間仕切りがあるだけ。便器も固定されている訳ではなく、便器用の小さい桶を各自持参する。毎日、水で洗い、汚水を畑に流して、また翌日使用する」。

暖房は囲炉裏だけで、冬の日中だけ使用が許された。夜は、土間に筵を敷いて寝た。水は近くの川から、母親か姑が汲んできた。産婦は産小屋から離れることができず、「穢れている」ため、川に近づくことも許されていなかったのである。赤ん坊のおむつを洗う水も不足しがちだったという。

妊婦は陣痛が始まってから「小屋入り」したが、その道中にも「掟」があった。「お日様に遠慮せよ」と言われ、日中を避けて早朝か日暮れどきに、板笠（竹で編まれた笠）を被って歩かなければならなかった。

田中は、『産小屋渡りのとき、板笠を冠った姿を人目に晒すのがかなしかった』という彼女たちの回想は、産婦に対する『血の穢れ』言説を、産婦自身が肯定し、恥じていたことを物語る」と述べている。

彼女たちは、出産から二四日間、産小屋で過ごしたが、産後一〇日ほど過ぎると、あらかじめ準備をしておいた「針仕事」に専念しなければならなかった。

一人の女性は、産小屋にいる間に、舅、姑、夫、子供達や赤子の着物を十枚縫い上げ、繕い物をしたと語った。産後の目の疲れがタブーであることはよく知られていることであるが、そのようなことは顧慮しない。一切の家事から解放されて養生させてもらうのだからそれくらいは当たり前、という感覚で引き継がれてきたのであろう。

田中は、「一九六五年当時、産後休暇が明けて職場に戻った筆者にガリ版切りの仕事がこたえ、目の痛みに苦しんだ自身の体験から、産後まもない針仕事に絶句したのであるが、筆者のひ弱さの問題であろうか」と述べている。個人差もあろうが、産後の目の不調は、多くの経産婦が経験している。この点だけを見ても、産小屋が産婦の養生のためにあったとは、とても思えない。

月経小屋の記憶――それは女性のためなのか?

では、月経小屋についてはどうか。

白木では、一九六〇年代半ばまで月経小屋が機能しており、食事と経血の手当ては小屋でしなければならなかったというが、田中光子が聞き取り調査を行った一九七七年には、すでに使用されていなかった。

聞き取り調査の対象となった女性たちが、実際に経験した月経についての慣習は、神棚への供物の禁止、神社への接近の禁止、乗舟の禁止、そして月経期間中の一週間は食事を家の外で取らねばならないというものだった。

彼女たちは、鍋の中から自分の食べる分を取り分け、晴れた日には草の上に、雨や雪、寒い日には、軒下や玄関先に座って食事をした。食事をとおして「血の穢れ」が移ることを防ぐための「別火」の慣習といえそうだが、月経中でも炊事はさせられた。

田中は、この矛盾について次のように解釈している。

本来全くの別火で、生理中の女性が家族のために火を使うことはなかったものが、家族規模の縮小、人手の面で省略したのであろうか。そうであるとすれば、意味のなくなった排除を何故それほど女性に強いたのであろうか。前述したように、父権主義の国家構造に矛盾しない家父長制家族が、村という共同体の一体感の中、生活上の相互扶助・宗教儀式を共有する強い紐帯（ちゅうたい）で結ばれて可能になる再生産であった。生理中の別火の風習も女性を屋外へ出すことで「原理」を守り、一体感と救済の安堵を優先したのであろう。

さらに田中は、この慣習が女性たちの自己認識に及ぼした影響について、次のように述べている。

このように軒下や玄関先で食事をしている彼女達の前を、小学校から帰る子供達が通っていく。その子供達には経血を不浄と見なす言説が自然と浸透しており、特に男児は、指を差したり、蔑んだ言葉を投げて通っていくのである。子供にまで蔑まれることへの憤りは、再生産の過程で、「かなしい」という言葉で表白される「切なさ」にパワー・ダウンし、社会的に無害な自己卑下に転嫁したと思われる。

月経があるから妊娠・出産が成立し、子どもが生まれるわけなのだが、子どもたちからも蔑まれるという理不尽。

そして、月経期間中の労働も軽減されることはなかった。家事育児、肥料を担いでの山越え、鍬を振り上げての株抜き、畦作り、水汲みなどを普段どおり行っていた。水汲みは、バケツや桶を担いで川と自宅を何往復もしながら、炊事・洗濯用の水を四斗分（七二リットル）、天候にかかわらず裸足で行ったという。

「生理期間中は穢れているので、海の神の怒りを買う」という理由で戦前は全国的に見られた乗舟禁止の慣習が、白木では戦後も続いており、月経時の女性たちにかなりの負担を強いた。同じ場所へ行くにも舟を使えないため、荷物を背負って山を越えなければならなかったからである。

彼女たちは、月経期間の一週間が過ぎると、湯を持って月経小屋へ行き、そこで身を清め、着替えて初めて「月の穢れ」から解放されたという。

以上のことから、少なくとも福井県敦賀市白木における月経小屋の慣習は、女性を休ませることを目的とはしていなかったと考えられる。月経小屋で食事や経血の手当てをする慣習が絶えたあと、小屋は月経終了後に身を清めるためだけに存在し、月経期間中の女性たちは、乗舟禁止の例からもわかるように、平常よりもきつい労働を強いられていた。

かりに、月経小屋が女性の体を安静に保つため、あるいは日々の重労働から解放するため、経血の流出への気遣いを軽減させるため、先輩女性たちから知恵を継承するために機能していたとしても、小学生にまで蔑まれ、「かなしかった」とすれば、それが女性たち自身のためにもなっていた、女性たちを慮っての隔離だった、とは言いがたい。

月経小屋での生活には、時代による違い、地域差もあり、同じ地域の同じ小屋で生活をしたとしても、人によって受け止め方に差があった。ありがたく感じた女性もいたかもしれないが、そうでない女性もいた。したがって、女性たちは月経小屋でこのように生活し、このように感じていた、と一律に語ることはできない。

ネパールの「チャウパディ」

現在も世界には、月経小屋の慣習が見られる地域がある。たとえばネパールの西部では、月経中の女性を石や泥で作った小屋（穴と言ったほうがふさわしいかもしれない）に隔離する「チャゥパディ」と呼ばれる慣習が、長らく続けられてきた。

その間、隔離中に脱水症状で亡くなる女性、野生動物に襲われる女性、性暴力に遭う女性があとを絶たず、国際的な批判も高まり、二〇〇五年に法律で禁じられた。しかし日本でもそうであったように、地域に根づいた慣習は一朝一夕ではなくならない。二〇一六年には隔離中に寒さに耐えかねて火を熾した少女が煙に巻かれて亡くなり、二〇一七年には小屋に侵入した毒ヘビに嚙まれて少女が亡くなった。これを受けてネパール議会は、「チャウパディ」を犯罪と見なし、女性を隔離した者に刑罰を科す法案を可決した。

今度こそ、命にもかかわる慣習が根絶されることを願うばかりだが、その背景にある月経タブー視を解消することが重要である。現地では、月経中の女性が自宅にいると火事になる、あるいは病人が出るなどと頑なに信じられているのだ。隔離中に煙に巻かれた少女や毒ヘビに噛まれた少女が迅速な処置を受けられなかったのは、月経中の女性に触れると穢れが移ると信じている家族が、彼女たちに近づくことをためらったためである。搬送先も呪術師の家だった。

「チャウパディ」が根絶されるか否かにかかわらず、この地域に必要なのは、適切な生理用品である。[45]あとで述べるように、生理用品が女性たちを物理的に支えることによって、彼女たち自身を縛っているタブー視、さらに地域に根づいたタブー視が解消されていくからだ。

他の文化を尊重すべきという立場から、こうした慣習について云々すべきではないという意見もあるが、そこに不浄視や差別が存在する以上、「文化」とは呼べない。

前近代の医学的月経観

本章の最後に、前近代までの医学文献に見られる月経観について、簡単に触れておきたい。

古代日本の医療行政は、宮内省所属の典薬寮で行われており、そこで用いられていた文献は、すべて中国の医学書であった。[46]

日本人による現存最古の医学書は、平安時代に丹波康頼（たんばのやすより）がまとめた『医心方』（九八四年）だが、これも唐代以前の中国の医学書から選出した内容を編纂（へんさん）したものだった。また、「婦人科学」について詳述している日本で最も古い文献は、鎌倉時代の梶原性全（しょうぜん）による『頓医抄（とんいしょう）』（一三〇三年）だが、これも宋（そう）代に陳自明が著した『婦人大全良方』（一二三七年）の影響を受けている。[47]

中国の医学書のなかでも最も古く、日本の典薬寮においても基礎理論を説くものとして重用されていた『黄帝内経（だいけい）素問』の巻一第一「上古天真論篇」には、月経について次のような記述がある。

二七而天癸至任脈通太衝脈盛月事以時下故有子（女子は十四歳で天癸〈＝月経〉が始まり、任脈・衝脈を流れる気血が充盛して、子どもを産める）[48]

(45)「適切な生理用品」が使い捨てナプキンなのか、布ナプキンなのか、あるいは月経カップなのかは、現地の水道事情、ゴミ処理事情などによる。
(46) 新村拓『古代医療官人制の研究――典薬寮の構造』法政大学出版局、一九八三年。
(47) 長野仁「臨床漢方婦人科叢書解題」『臨床漢方婦人科叢書1』オリエント出版社、一九九六年。

これとほとんど同じ記述が前出の『婦人大全良方』や『医心方』『頓医抄』、さらには曲直瀬玄朔による『延寿撮要』（一五九九年）や、江戸時代の『和漢三才図会』（一七一二年）にも見られることから、「月経＝女性の成熟の証」というきわめてシンプルな月経観が中国から日本へ移入し、長い間継承されていたことがわかる。

二七而天癸至任脈通太衝脈盛（『婦人大全良方』[49]）

生年二七十四歳ニシテ天癸初テ来ル天癸トハ月水ヲ云也任脈衝脈（『頓医抄』[50]）

一方で、『黄帝内経素問』と同時代に書かれた『黄帝内経霊枢』巻十第六五には、月経が体調不良を招くという記述があり[51]、『医心方』にも次のような記述が見られる。

月水来腹痛者由労損血気体虚受風冷故令痛也（月経と同時に腹痛になるのは、血気が過労のため損傷して身体が虚となったときに冷風を受け、それによって痛むのである）[52]

こうしたいわゆる「月経痛」についての記述は、『頓医抄』にも見られるが[53]、近代以降主流となる「月経＝病の源」という考え方とは異なる。

前近代の医学文献に、月経に関する記述が少ないのも、当たり前の生理現象であるという認識が強かったためではないだろうか。月経については「病」との関連性ではなく、「成長の証＝出産可能」という観点から、専ら月経周期と妊娠の関連についての言及が行われ、とくに江戸時代になると、さまざまな説が唱えられるようになる。

月経と妊娠可能時期

不妊者に対する差別が深刻だった時代に、妊娠しやすい時期を知ること、あるいは確実な避妊法が存在しなかった時代に、妊娠せずに済む時期を知ることは、女性にとって緊要であったにちがいない。

中国では前出の陳自明が、「婦人経絶一日三日五日為男（中略）経絶後二日四日六日寫精者皆女過六日皆不成子（月経一、三、五日後に性交すれば男児が産まれ、二、四、六日後に

(48) 小曽戸丈夫・浜田善利『意釈黄帝内経素問』築地書館、一九七一年。
(49) 陳自明『婦人大全良方』巻之一（前掲『臨床漢方婦人科叢書1』所収）。
(50) 梶原性全『頓医抄』（前掲『臨床漢方婦人科叢書2』所収）。
(51) 小曽戸丈夫・浜田善利『意釈黄帝内経霊枢』築地書館、一九七二年。
(52) 槇佐知子『医心方　巻二十一　婦人諸病篇』筑摩書房、二〇〇五年。
(53) 同(50)。

性交すれば女児が産まれ、七日後以降の性交では妊娠しない)」という説を唱え、鎌倉時代の『頓医抄』もこの説に従っている。[55]

江戸時代末期になると、「月水終りて後十日のあひだにあり。此を過くれば後の月水動て孕むことなし」(根本伯明『懐胎養生訓』[56])、「経水終てのち十日の間なる。十日過れば孕む者稀なり」(渋江太亮『産家教草』[57])といったように、月経が終わってから一〇日間が妊娠可能時期であるという説が主流となる。

妊娠可能時期の解明は、一九二四(大正一三)年の荻野久作による研究論文「排卵の時期、黄体と子宮粘膜の周期的変化との関係、子宮粘膜の周期的変化の周期及び受胎日について[58]」を待つこととなるが、荻野にヒントを与えたのは、妊娠経験のある一般の女性からの報告だった。この女性のように、医学書に拠らず、経験的に妊娠可能時期を知っていた女性も多かったのではないだろうか。女性たちにその経験則を記録したり、発表したりする術はなかったが、女性から女性へ、直に伝承されていた可能性は否定できない。

不浄視が阻んだ生理用品の進化

「血の穢れ」を理由とした月経禁忌は、日本では平安時代に宮廷で始まり、おもに仏教とともに一般社会へと広まった。そのため前近代においては、「成長の証」としての月経と、「禁忌」としての月経という二つの月経観が併存し、それが初経を祝いながらも月経中は小屋へ隔離するという、一見矛盾する慣習に表れていたと言えよう。

近代に入ると月経禁忌は公に廃止され、医学的な観点からも否定された。第一章で触れたように、月経は「富国強兵」を実現するための重要な生理現象と見なされるようになり、月経不浄視は医学的な管理の妨げでしかなかったのである。医師たちが月経不浄視の払拭(ふっしょく)に努めていたことが、『婦人衛生雑誌』の複数の記事から読み取れる。

昔は月経を以て體中の不潔物を排泄するの機能なりとしたり故に月経中は身體穢るると云いたり然れども不潔の不要品に非らず(59)

女子の月経を目して「不浄である」と云うたのは昔のことで、医学上から云えば生理上無くてはならぬ作用であれば、月経の時神仏に詣でても憚りなく、平然として心を

(54)同(49)。
(55)同(50)。
(56)増田知正・呉秀三・富士川游『日本産科叢書』思文閣、一九七一年所収。
(57)同(56)。
(58)『日本婦人科学会雑誌』第一九巻六号、一九二四年所収。
(59)『婦人衛生雑誌』第八九号、一八九七年。

落ちつけ、物に怯ぢ事を苦慮するにも及ばない[60]

すでに月経禁忌が公に廃止されていたにもかかわらず、人々の生活のなかにはまだ、不浄視が根強く残っていたのだろう。そしてそれは、後々まで経血処置用品の扱いに影響を及ぼした。

第一章で紹介した、大正時代に初経を迎えた女性は、月経が「まったくのタブー」であったため、母親や姉とも月経の話をしたことがなかった。もちろん、経血処置の方法も教わっていなかった。さらに、経血処置用品は、「不浄なものだからお日様にあてちゃいけない」と言われ、洗濯後は物置きに干していた。こうした経験談は、多数残されている。一九八〇年代に行われた月経に関するアンケート調査にも、次のような回答が寄せられていた。

（初経のとき）母は、私をトイレの前にタライをもって連れて行きました。まず私に塩を振り、ついで「洗濯はここでするように。陽の当たるところでしてはいけない。ケガレテイルのだから」と言いました。（回答当時五二歳）

生理は不浄という意識が強くて、母親も先生も生理用品の始末について、厳重に人に

けどられないようにと言った。また、生理バンドの洗濯物は上からおおいをして、かくしていた。(回答当時三二歳)[61]

二つめの回答の女性は、戦後生まれである。それでもまだ、「生理は不浄」という意識が強かったのだ。

こうした、経血処置用品は隠すべきもの、さらに月経は〝シモのこと〟だという認識は、女性たちのもっと快適な処置用品を使いたいという当然の、そして切なる思いを封じ込めていたであろう。

(60)『婦人衛生雑誌』第二二九号、一九〇八年。
(61) 第一章注(5)『女たちのリズム――月経・からだからのメッセージ』。

第三章　生理用品が変えた月経観

――アンネナプキンの登場

前章では、生理用品の進化を阻んでいた月経禁忌に注目した。

この章では、戦後の生理用品、とくに現在の使い捨てナプキンの原型となる「アンネナプキン」の発売、普及の過程と、これに携わった人たちの「思い」についてまとめたい。

近現代日本における月経観の転換期は二度あったと言える。一度目は西洋医学に基づいた月経観が移入された明治時代であり、二度目はアンネナプキンが発売された一九六〇年代である。社会学者の天野正子は、「アンネの登場は、多くの女性たちにとって、月ロケットの打ち上げ以上に、画期的な出来事であった[1]」と述べている。

黒いゴム引きパンツと脱脂綿

第一章で触れたように、明治末期から月経帯の商品化が始まり、昭和初期には各メーカーが競い合っていた。しかし戦争が始まると、女性たちは脱脂綿さえ手に入れることができず、経血処置に苦労した。

戦後、一九五一年に脱脂綿の配給制が解除されると、再びさまざまなタイプの月経帯が発売されるようになった。布製のショーツの股(また)の部分にゴムが貼ってあるタイプが最も一般的で、汚れが目立たないという理由からか、色は黒に限られていた。

一九六〇年代に使い捨てナプキンが普及するまでは、この「黒いゴム引きパンツ」で脱脂綿やカット綿（使いやすく切った脱脂綿）を押さえるという方法が経血処置法の主流だった。しかしこの方法には、次のような欠点があった。

1　むれる、特に夏季は著しい。
2　肌触りが悪く、皮膚の弱い場合は、湿疹（しっしん）やかぶれをおこす。
3　脱脂綿が移動するため、下ばきを汚したり、思わぬ粗相をすることがある。
4　水洗のトイレットの場合、脱脂綿は別に処理しなくてはならない。(2)

これは、アンネナプキン発売前年の雑誌記事だが、従来の月経帯の欠点をあげた上で、ベルト式の月経帯の使用を勧めている。商品名は「プリシラテックス」「サニテックス」「ルナテックス」などで、いわゆるテックスタイプである。これは、「パッド」（紙綿）を「テックス」（ガーゼ）で包み、「ベルト」に吊（つ）るすという方法で、「テックス」と「パッド」の部分が使い捨てになっていた。

（1）天野正子「『モノ』に見る女性の昭和史――歴史のなかの生理用品」『春秋生活学』第四号、一九八九年。
（2）『婦人の友』一九六〇年四月号。

ベルトは約一年使用出来ますが、一回の使用にテックス四個、パッド十個を用います。脱脂綿より費用のかかることが欠点ですが、家庭にいる方でしたらテックスを特に求めないで、パッドを適当にガーゼで包み、汚れた場合は洗濯したり、上にのせるパッドの代わりに脱脂綿を用いるなど、各自で工夫すれば、より経済的に出来るでしょう。(3)

値段は、パッド一〇個入りが五〇円、テックス四個入りが七〇円、ベルトが七〇円〜一〇〇円。当時の脱脂綿の値段を一〇回分に換算すると五〇円弱なので、「各自で工夫して、より経済的」な使い方をすれば大差ないのかもしれないが、ガーゼで包んだり洗濯したりと、手間が掛かりそうだ。

「パッド」は、戦時中に脱脂綿の代用品として開発された紙綿を改良したものである。一九五一年に、興國人絹パルプ株式会社は、紙綿製生理用品を製造販売する子会社(興國衛生材料株式会社)を設立し、「プリシラパッド」(当時)が、「プリシラパッド」を発売している。同様に、早い時期から紙綿製生理用品を生産していた会社に、ルナテックス製造株式会社がある。(4)

アメリカからきた生理用品——コーテックス

日本で脱脂綿と「黒いゴム引きパンツ」を併用した処置法が主流だった頃、すでにアメリカではテックスタイプが生理用品の主流となっており、日本でもアメリカのキンバリー・クラーク社製の「コーテックス」を手に入れ、愛用している女性たちがいた。

次に紹介するのは、評論家の渡辺圭が、コーテックスとの「出会い」を回想した記事である。

かつて、そう、あれは忘れもしない高校一年の終わり、一九五四年の早春、わたしは信じられないような素晴らしい生理用品に出会った。当時は誰でもが、脱脂綿をジョキジョキ切ったものを黒いゴム引きズロースのなかに当てていたのだが、ある日新し物好きの女の子が、アメ横で見つけたというアメリカ製の用品を学校に持ってきて、ニュース！　ニュース！　とみんなに見せたのだった。

ブルーの地に白いカーネーションが鮮やかな箱に、一同驚嘆の声をあげ、次いで一つ一つきれいなガーゼにくるまったナプキン（綿とも紙とも違う不思議なものだった。今思えば紙綿だったのだろう）を彼女が箱のなかから取り出すや、もう蜂の巣をつつい

（3）同（2）。
（4）社団法人日本衛生材料工業連合会作成の資料。

たような大騒ぎになってしまった。ガーゼがナプキンの両側にたらりと長くのびたのである。

「そこをこのベルトのフックに掛けるのよ」

彼女はおもむろに、ピンクの可愛いらしいゴム製のベルトを差し出した。またまた歓声が上がる。幅は三センチくらいだったろうか、輪になったベルトの前後の二ヵ所に幅がやはり三センチ、長さ二、三センチのサテン風の布がついていて、その先に金属製の小さなフックが取り付けてある。彼女は、ガーゼの先をそこに引っ掛けて、ホラ、これで動かないでしょ、カンタンなのよと実際にやって見せる。

すると、そこは女の子同士。へえーっ、面白いわねえ、これでずれないのかしら、あらまるで男の人のおフンちゃんみたいだわ、でもこんなワラジみたいな厚いのを当ててたら歩きにくいんじゃないかしら、勝手なことをいいながら、試してみた。すると彼女がまたもや思いがけないことを言った。

「嬉しいのはねえ、あのイヤなゴム引きパンティをしなくてもいいことなのよ！」

授業が終わるとすぐ、わたしたちはアメ横へと飛んで行った。そして彼女の指示通りに、青い箱を一つずつと、ベルトを一本ずつ買った。

戦後、占領下の忌まわしい出来事を種々体験させられたわたしは、たとえアメリカ製のおいしいチョコレートやアイスクリームにありつくようなことがあっても、また美しい服や下着や靴などを見る機会があっても、なにがアメリカかと思い続けてきた。だが、この時ばかりは違った。さすがにレディ・ファーストの国だけあって、女性が大事にされているんだなあと、しみじみ感嘆させられてしまった。

使ってみてその思いは一層強くなった。脱脂綿と「コーテックス」の差は、まるで天と地ほどの開きだった。そして、アルバイトをしながらでもこれだけは使っていたいと必死に思ったのだった。[5]

このように、ゴム引きパンツと脱脂綿による経血処置は、相当不快だったようである。口コミでコーテックスの存在を知りえた女性たちは、一足早く、従来の方法から抜け出していた。ただし「アルバイトをしながらでもこれだけは使っていたい」とあるので、知っていても高価で手が出なかった女性たちもいたであろう。

一方で、「アメリカの女たちが使っているという、前後を特製のとめ具ではさんでつるす形の月経帯が、専用のナプキンとともに売り出されましたが、この紙綿製ナプキンは、肌にあてていると体の動きとともによじれ、表面がもろもろとくずれてくるので不評でした」[6]という意見も残っている。それでも脱脂綿による経血処置よりは数段マシだったと思

（5）『婦人公論』一九八〇年三月号。

われる。

記事中、「ナプキン」という言葉が使われているが、ナプキンはアンネナプキンの登場とともに使われるようになった言葉であり、一九五〇年代の時点では、まだ生理用品の呼称としては、使われていなかった。

ところで本書では、前章まで「経血処置用品」という言葉も使ってきたが、ここから先は多くの引用資料に合わせて、「生理用品」という言葉に統一したい。『生理』という言葉は『月経』の代用語に過ぎず、使用すべきでない」という意見もあるが、私はそうは思わない。「生理」「月経」という用語については、本書第四章の「『生理』は『月経』の〝代用語〟か」の項であらためて触れたい。

羞恥心を上回った快適さ

日本でコーテックスが大々的に販売されていなかった理由について、渡辺圭は、戦後しばらく経ってから日本を訪れたアメリカ人にナプキンを求められ、テーブルナプキンと勘違いした通訳の日本人女性の例を挙げ、「戦後しばらくたって、観光客が日本を訪れるようになった頃でさえ、外国の生理用品に関する情報はかように皆無であった。生理用品に関する事柄が公の出版物に登場するようなことはあまりなかったし、社会のどの部門も男の独壇場で、生理用品に目を向ける男なんてまずいなかった(7)」と述べている。

男性たちにとっては、生理用品のことなど他人事（ひとごと）であり、女性たち自身も生理用品について積極的に関わったり発言したりすることは、はしたないと考える向きがあったのだろう。月経のことを口にすることすら憚（はばか）られ、どうしても必要な場合は「月のもの」「お客さん」「あれ」などと呼んでいたのである。

コーテックスは、第一次世界大戦中（一九一四～一八年）にアメリカの「従軍看護婦」たちが経血処置に使っていた「パルプを砕いた紙綿」を戦後、商品化したものだが、(8)発売当初はやはり、女性たちが店頭でそれを求めることを恥じたため、まったく売れなかったという。

宣伝を任されたアルバート・ラスカーは、一案を講じ、女性が店頭で直接コーテックスを手に取り、そばの箱に五〇セントを入れれば買い物が済むという方法を新聞紙上で広告した。それと同時に、雑誌誌上で衛生的な経血処置の重要性を訴えた結果、コーテックスは爆発的に売れ出した。ラスカーは、数々のヒット商品の宣伝を手がけ、「アメリカ広告界の父」と謳（うた）われた人物だが、コーテックスの宣伝の成功に最も満足していたという。(9)

(6)第一章注(5)『女たちのリズム――月経・からだからのメッセージ』。
(7)同(5)。
(8)同(4)。
(9)渡紀彦『アンネ課長』日本事務能率協会、一九六三年。

ところで、アメリカの女性たちが羞恥心のためにコーテックスを買うことができなかったというのは、一九二〇年代の話であり、その頃、日本ではまだ手製の丁字帯が主流だった。戦後、日本の女性がアメ横でコーテックスを入手していた頃、すでにアメリカではさまざまな生理用品が、スーパーマーケットで山積みにされていたのである。

いち早く大量消費時代に突入したアメリカと、敗戦を経験した日本で、こうした格差があるのは当然なのだが、日本で生理用品がなかなか市民権を得られなかった背景には、前章で述べたような根強い月経不浄視が存在したのである。

生理用品を販売していたメーカーも、積極的な宣伝をしなかったようだ。アンネナプキンの宣伝を担当した渡紀彦は、その著書に、既存の生理用品の宣伝文を参考にしようとしたが、数が乏しいうえに要領を得ないものばかりだったと記している。

ただ、戦前の「ビクトリヤ」や「フレンド」「メトロン」といった月経帯の広告には、女性モデルの写真や洒落たイラスト、快適な使い心地を謳うキャッチコピーも使われていた。こうした流れが、戦争によって一旦途切れてしまったのだろう。

前章で述べたように、月経禁忌は世界中に存在した。ユダヤ・キリスト教文化圏に属するアメリカも例外ではなく、コーテックスが当初まったく売れなかった理由の一つに、月経タブー視もあったと思われる。しかし、コーテックスの快適さは、女性たちの羞恥心やタブー意識を上回ったのである。その結果、コーテックスは店頭に山のように積まれ、隠すべきものでも、恥ずかしいものでもなくなったのだ。

日本で生理用品がなかなか市民権を得られなかった背景に、根強い月経不浄視があったことは確かだが、生理用品が進化しなかったために、不浄視もなかなか解消されなかったともいえるだろう。

坂井夫妻と発明サービスセンター

アンネナプキンの産みの親となる坂井泰子（よしこ）は、一九三四（昭和九）年、現在の東京都文京区に生まれた。日本女子大学を卒業するとすぐに六歳年上の秀彌（ひでや）と見合い結婚した。秀彌は当時、三井物産（当時の社名は第一物産）に勤める会社員だった。

最初の数年は専業主婦をしていた泰子だが、次第に飽き足らなくなり、仕事をしたいと思うようになった。そんなとき、「日本は特許の出願件数は世界一だが、事業化されることが少ないため、優秀な考案でも埋もれてしまうことが多い」という新聞記事を読み、発明家と企業の仲介をする仕事を思いついた。

早速、秀彌に相談し、銀座松屋の裏のビルに、「株式会社発明サービスセンター」を設立した。[10]従業員は、泰子の大学時代の後輩一人だけだったので、秀彌は仕事の合間に手伝いに通った。

あるとき社から帰りますと、泰子がなんでもないように「いよいよ発明サービスセンターを宣伝するの」というので聞いてみると、NHKに友達がいるので、その人に教えられた方法で記者会見することになった……というんですよ。僕もこれにはちょっと驚いて、あまり恥ずかしいことはよしてほしいと思いました。しかし、雑誌社や新聞社に手紙も出してしまったというので、私も心配になりましたから、当日行ってみて驚きました。[11]

その日、マスコミ各社から三〇人以上の記者が、発明サービスセンターに集まった。記者会見は成功し、発明サービスセンターの名は新聞や雑誌に取り上げられ、日本各地から多数の考案が寄せられるようになった。

そのなかで泰子の目を引いたのが、経血処置に使った脱脂綿が水洗トイレに詰まらないように、排水口に網を張るという考案だった。[12]

水洗トイレと脱脂綿

日本で水洗トイレが普及しはじめたのは、一九五〇年代のことである。都市の住宅難を解消するため、一九五五年に日本住宅公団が設立され、各地に大規模団地が建設されるようになった。団地に標準装備されたのが、水洗トイレとダイニングキッチンだった。

団地に限らず、大都市の企業や公共施設でも、トイレの水洗化が急速に進んでいたが、女性たちは相変わらず生理用品として脱脂綿を使用していた。従来の習慣で使用済みの脱脂綿を便器の中に捨ててしまうと、水洗トイレはすぐに詰まってしまった。

これを防ぐことが、排水口に網を張るという考案の目的だったが、泰子はそもそもの詰まりの原因である脱脂綿を使用しないことが重要だと考えた。当時、日本の有経女性約三〇〇〇万人のうち、九八パーセントが脱脂綿を使用していたのである[13]。

泰子は当時、先に触れたアメリカのキンバリー・クラーク社製のコーテックスを愛用しており、脱脂綿を使った経血処置に対しては、水洗トイレに詰まるという以前に、不都合な問題があると感じていた。

彼女（引用者注・泰子）の生理は中学二年に始まったが、それ以来女の宿命的暗さということから、頭がどうしても離れなかった。その頃、彼女は電車のなかで血が滲んだ女性のスカートを見た。いたたまれない思いで、彼女は電車を途中で降りた。

(10)『主婦の友』一九六三年五月号。
(11) 片柳忠男『アンネの秘密——考えるとき成功がはじまる』オリオン社、一九六四年。
(12)『婦人公論』一九六一年一一月号。
(13) 同（11）。

大学の頃、バスのなかで血に汚れた脱脂綿が落ちているのを見た。席をかわって靴でおさえ、乗客の目から隠そうかと思いつめたが、さすがに勇気がなかった。バスが坂道にかかると、脱脂綿はころころと車内を転がりまわる。カッと頭へ血がのぼるような恥ずかしさと、みじめな気持ちであった⒁。

こうした経験から、コーテックスを愛用していた泰子だったが、コーテックスはアメリカの女性のために作られた生理用品であり、サイズが合わないという欠点もあった。日本人女性の体に合った、紙綿製の生理用品が普及すれば、女性たちは月経時をもっと快適に過ごせるし、水洗トイレも詰まらない。そのときちょうど、紙綿製生理用品の考案も寄せられていた。泰子はこれを商品化しようと考えた。

従来だったらわたしが事業化するんじゃなくて、会社へ斡旋するわけですが、女性用品、ことにメンスのものとなりますと、これはやはり男性よりも女性がやった方がいいんじゃないかしら……そう思ってやったのが、そもそもの始まりです⒂。

秀彌に相談すると、快く協力を申し出てくれた。そこで二人は、まず会社を作ることにし、知り合いを中心に三〇人ほどの出資者リストを作った。そのなかに、ミツミ電機社長の森部一の名前もあった。泰子は以前、発明サービスセンターに持ち込まれた電気製品の考案を斡旋するため、メーカーの名簿にあったミツミ電機を訪ねたことがあった。これが森部と泰子の出会いである(16)。

ミツミ電機社長、森部一

ミツミ電機は当時、トランジスター・ラジオの部品であるポリバリコン（ポリエチレン・バリアブル・コンデンサー）を生産していた。ポリバリコンは、トランジスター・ラジオの性能向上に貢献した部品である。この実用新案をとっていたのが、森部一であった。

北九州市八幡で育った森部は、一九四四（昭和一九）年に九州工業学校を卒業し、九州帝大滑空研究所を経て、地元の安川電機に就職した。五年ほどして単身上京、独立の目処をつけてから、北九州の幼なじみたちを呼び寄せ、大田区雪ケ谷の四畳半のアパートで、ラジオやテレビ部品の製作を始めた。その後、町工場へと発展させ、一九五四年に「三美電機製作所」と名づけた。「三美」とは「美しい製品」「美しい取引き」「美しい親和」を

(14) 同(12)。
(15) 同(10)。
(16) 同(11)。

表現している。その後カタカナ表記に改め、社名も「ミツミ電機株式会社」とした[17]。

トランジスター・ラジオの時代が到来し、ポリバリコンの需要が高まると、森部は専門工場を建設、昼夜を問わず稼働させた。泰子が訪れた当時、その工場は、一二万平方メートルの敷地を有する巨大な工場へと成長していた。

森部は、会社経営の傍ら発明を行い、一九六〇年に電機部品業界では最初の科学技術庁長官賞を受賞、一九六二年には、朝日新聞発明賞も受賞し、「第二の松下幸之助」と呼ばれていた[18]。

この若きワンマン社長に、電機製品の発明品を斡旋しようとした泰子だが、このときは商品化には至らなかった。しかし、初対面の印象は互いによく、泰子はその後も何度か、考案を斡旋するために森部のもとを訪れた。そしてある時、二人の世間話に上ったのが、生理用品だった。

日本人女性のサイズに合った快適な生理用品があれば、女性たちの生活も変わるのに、といったことを泰子は話した。その話をじっと聞いていた森部は、しばらく何も言わずに考えていたが、「坂井さん、それはよいところに気がついた」とひとこと言ったという[19]。

このときの話はこれで終わってしまったのだが、後日泰子が生理用品会社を作ろうと考えた際、出資者リストに森部の名前を入れたのには、こうした経緯があった。

なぜ、数回しか会ったことのない泰子と森部の世間話に、生理用品の話題が上がったのかは不明だが、月経の話題を恥ずかしがらず、率直な意見を語ることができた泰子だからこそ、その後、月経観の大変革を成し遂げることができたのだろう。

さて、泰子と秀彌は出資を請うため、二人揃って森部のもとを訪れた。その前に、二人はいくつかの企業を訪ねたが、いずれも「女のシモのものでメシを食う」ということに抵抗を感じるらしく、話はいいところまで行くのだが、最後のところで二の足を踏まれてしまった[20]。

訪ねてきた二人に森部は、すぐに事業計画書を作成するように命じた。二人は一〇日かけて事業計画書を作成し、森部に提出した。ところが森部は苦心の作を簡単にパラパラと捲ると、こう言った。

私の判断では、この生理用品の市場は、あなた方が考えているより、実はもっともっと大きい。私は、社会に貢献できるものなら、必ず売れるという確信をもっている。私は、あなた方が社会に奉仕できる、貢献できるという観点からこの事業を始める

(17) 同(11)。
(18) 同(11)。
(19) 同(11)。
(20) 同(9)。

のなら応援しましょう。ただし、やるにしてはこんなチッポケな計画ではダメです。三千万人の日本の生理人口から考えても、少なくとも百万人分は当初から作らねばダメです。それでなくては、社会奉仕、社会貢献という意味からも遠のいてしまう。百万人分といっても、生理人口三千万人のわずか三パーセントです。案を至急練り直してもらえませんか。資本は一億、金は二億ばかり用意しましょう[21]。

秀彌はこの時点で、自分たち夫婦の役目は、一応終わったと思った。泰子は森部の新しい事業を手伝うことになるだろうが、自分には三井物産の仕事がある。しかしその場で森部は、泰子が新会社の社長に、秀彌が常務取締役になるようにと伝えた[22]。

こうして、まだ名もない新会社を二七歳の社長と、三三歳の常務取締役が担って行くことになった。会長に就任した森部も、三四歳の若さだった。

渡紀彦PR課長

会社設立からアンネナプキン発売までの経緯は、当時アンネ社のPR課長[23]だった渡紀彦の著書『アンネ課長』（日本事務能率協会、一九六三年）に詳しい。

渡は、もともとは産経新聞社の広告部員だったが、ミツミ電機の広告について意見書を送ったことがきっかけで森部に引き抜かれた。渡と森部は同い年で、出身も同じ九州だったため、よく気が合ったという。(24) 渡は森部に呼ばれ、新会社のＰＲ課長を命じられるが、生理用品を扱うということに、最初はかなり抵抗を感じたようである。

森部に「東京中のありとあらゆる生理用品を自分自身で買い集めて来い」と言われて辟易(へきえき)し、目の前で生理用品にインクを垂らす実験をされて、「どんな表情で、どんな態度で、この説明を聞けばよいのだろう？　笑うなどということは絶対に許されぬ。といって真剣すぎるのもヘンではないか。嫌悪の情ももちろんいけない」と戸惑いを隠せなかった。

しかし、毎月一千万円の宣伝費が投じられることや、まだ会社名も商品名も決まっていないということが、宣伝マンとしての職業意識に火をつけ、アンネナプキンの劇的デビューへ向けて邁進(まいしん)することになる。

渡は、女性たちの月経時の苦労を知るため、ゴム引きパンツを穿(は)いて銀座の並木(なみき)通りを歩いてみたり、一晩ベッドで寝てみたりするのだが、蒸れて気持ちが悪く、一睡もできなかったという。また、部下たちに使用済みの脱脂綿を集めてくるように命じるが、みな嫌がるので、外出の際、女性用トイレに忍び込み、「汚物入れ」から脱脂綿を拾ってくると

(21) 同（9）。
(22) 同（11）。
(23) 「宣伝課長」という表記の資料もあるが、「ＰＲ課長」が正しい。
(24) 元アンネ社員からの聞き取り。

いう行為にまで及んでいる。

あけた！　見た！　あった！　だがそれは、むごたらしく、乱雑に、吐き捨てるように投げこまれた、女性の恥部の乱舞であった。それは、悲惨でみじめで虚無的であり、残酷でさえある、いいようのない女性の業の集積である。

私がかすかに想像した白地に赤点などとは思いもよらぬ、異様な臭気につつまれた女性のぬけがら、残骸である。もはやここには社会生活のルールも秩序も自律も他律もない、無国籍者の無法地帯である。すべてのバランスを崩した生活の醜悪な構図であった。

それは無造作に、呪われたもののごとく、怒りをさえこめて投げこまれた、山のような残骸であった。それは、赤い色でもなく、黒色でもない、名状しがたい何ものかである。女性の最後の抵抗でもあったのか？(25)

渡は、マッチ棒とトイレットペーパーを使って、「いちばん代表的なものを二つばかり」取りだすと、その周りに「トイレットペーパーを五〇メートル」ほどぐるぐると巻いて持ち帰った。

私は、会社にかけこむなり、そこに居合わせた全社員に向かって、

「おい、見ろよ」

とグルグルとまかれた獲物をほどいてみせた。

皆、好奇心から遠巻きに寄ってくる。だんだんけまりのほどけていくように中身が現れたとき、おそるおそる覗きこんでいた連中も、いっせいに異様な嘆声を上げて目をそむけてしまった。それほど、このものズバリは凄惨で、強烈であった。誰一人、間近に寄ってくるものはいない。

見るのではなかったというように散っていこうとする連中の背中に、私は浴びせるように叫んだ。

「こんなに、みじめなことを女はしているんだ！　絶対、水洗トイレに流せるものを、われわれは作らなければいかん。技術課の連中をすぐ呼んでくれ[26]」

渡は、使用済み脱脂綿の「凄惨（せいさん）」さにショックを受け、それを残さなくてすむことが肝要だと考えたのである。

(25) 同(9)。
(26) 同(9)。

実際に、紙綿製のアンネナプキンは、水洗トイレに流すことが可能だったが、その後、水に流せない素材のナプキンが主流となったため、今も女性たちは使用済みの生理用品を「汚物入れ」に捨てている。脱脂綿を使っていた当時と現在とでは、多少違いもあろうが、女性にとっては見慣れた光景が、それを見たことのない渡には、このように映ったのである。

「女にしておくのはもったいない」

渡は、森部からPR課長に命じられた直後、坂井夫妻にあいさつをするため、発明サービスセンターを訪れている。このとき夫妻は、渡を熱烈に歓迎したという[27]。泰子に対し、「上流階級の若奥様」という好印象を持った渡は、森部が泰子の社長就任を正式に発表したとき、「シメタ」と喜んでいる。

不賛成者はもちろん誰もいない。私はシメタと瞬間に判断した。社長には最適任である。坂井泰子さんの社長なら、ちょっと〝みもの〟になるぜと思わず膝をたたいた。若くて、美人で、悪ずれがしてない。これだけでも〈アンネ〉の社長としての魅力は百パーセントだ[28]。

まるで泰子が、単なる広告塔であるかのようだが、泰子の社長就任については、森部も同じような目論見を持っていたと考えられる。そして、泰子に対するこうした視線は、その後も付いてまわることになる。次に示すのは、アンネナプキン発売直後の雑誌記事である。

　アンネの社長は、アンネというトレード・マークと同様に、生理用品の湿っぽい印象をさわやかに吹き飛ばす芳香剤であればよい。そして彼女は申し分なく明るく、こだわりがなく、そのうえ清潔な印象なのである。それだけではない。生理用品会社の社長が二七歳の若い女性であることは、何百万円か何千万円かの宣伝費に値する。めずらしもの好きのマスコミは、よろこんでこのエサへ飛びつくに違いない。[29]

実際には、新しい生理用品を開発しようと考えたのも、会社を設立しようとしたのも、生理用品に明るいイメージをもたらし、アンネナプキン大流行の礎となった「アンネ」と

(27) 同(24)。
(28) 同(9)。
(29) 同(12)。

いう名前を考えたのも、泰子なのである。しかし、「若くて、美人で、悪ずれがしてない」という泰子のイメージが、消費者受けしたということも事実であった。

渡は、泰子についての感想を「この人の命令で仕事をしはじめてから、女にしておくのはちょっともったいないないナと何度も感じました」[30]とも語っている。

若くて美しい女性である点がセールスポイントだという一方で、「女にしておくのはもったいない」というのは矛盾しているが、どちらも渡の本音だったのだろう。

「アンネ」に込められた思い

社名については、会議で社員たちが一〇〇以上の案を提出したが、どれもいま一つで皆が悩んでいたところ、泰子が「アンネ」を提案、森部をはじめ、一同が賛成、即採用ということになった。

しかし宣伝のプロである渡だけは、「アンネ」という大人しい文字をラジオから流した場合、インパクトが弱いのではないかという理由から、難色を示した。当時はテレビのカラー放送が始まったばかりで、まだまだラジオの時代だった。ナプキン発売後、アンネ社もラジオ番組をもつことになる。

そんな渡に泰子は、『アンネの日記』を手渡す。[31]当時、『アンネの日記』は映画化された直後ということもあり、話題の本だった。

少女アンネは日記のなかで、月経について次のように書き記している。

生理があるたびに（といっても、いままでに三度あったきりですけど）、面倒くさいし、不愉快だし、鬱陶しいのにもかかわらず、甘美な秘密を持っているような気がします。ある意味では厄介なことでしかないのに、そのつど内なる秘密を味わえるのを待ち望むというのも、たぶんそのためにほかなりません。[32]

月経を「甘美な秘密」と表現し、肯定的に受け止めているアンネの心情を読んだ渡は、一変、「アンネ」という名前を絶賛するに至る。彼は、少女アンネの月経観と、日本の一般的な月経観のギャップに驚きを隠せなかった。

ひるがえって日本における生理そのもののおかれた地位は、あくまで低かった。それは社会の片隅にわずかに許された母子伝承の暗い陰鬱な流れである。同情し合うべ

(30) 同（11）。
(31) 同（9）。
(32) アンネ・フランク『アンネの日記（増補新訂版）』深町眞理子訳、文春文庫、二〇〇三年。

き同性の間でさえ、口をつぐまねばならなかった女性の業の歴史であった。それはただ不潔であり、陰惨であり、苦痛であった。

私たちは今、このような過去を持つ女性生理を空前の規模を有する企業化のもとに、大胆にも陽光の下に引き出そうとしている。それはまさしく無謀であり危険であり、女性の長い業の歴史との正面切っての闘いである。

行き方を一歩あやまれば、女性の羞恥を刺激し、反感を買うばかりか、心ない男の冷笑と侮蔑の前に、女性をさらに畏縮させる結果にもなりかねない。いかに演出しようと、所詮、長い習慣と古い既成概念から女性を引き離すことは、難しいことなのかもしれない。

せめてこの救いは、私たちの真面目で前向きな態度にある。私たちのかかげるイメージは、〝清純〟であり、苦痛でなく〝喜び〟であり、陰鬱ではなく〝明朗〟であり、美しいものでなければならない。(中略)『アンネの日記』を一読した私は、生理用品メーカーとして〈アンネ〉なる名称を格好のネーミングと断じた。[33]

月経は恥ずべきものではないという初経教育を受けた世代にとって、渡の深刻な月経観は、大袈裟(おおげさ)に感じられる。しかし当時はまだ、月経は隠すべきものという意識が根強く、渡の捉(とら)え方は決して大袈裟ではなかった。アンネナプキンの発売は、月経は恥ずべきもの、隠すべきものという社会通念との真っ向勝負だったのである。

『素足の娘』の初経観

少女アンネの月経観と、日本の一般的な月経観の間にはギャップがあったが、佐多稲子の自伝的小説『素足の娘』（角川文庫、一九五五年）には、アンネの〝甘美な秘密〟に近い初経（初潮）観をもつ少女が描かれている。

舞台は大正、第一次世界大戦中の長崎。主人公の少女がある朝目覚めると、初経が始まっていた。少し前までいっしょに暮らしていた祖母と別れるとき、初経のことを教わっていた少女は、「まるで予言者みたようだ（原文ママ）」と感じる。

ともあれ、お貞（引用者注・祖母）の注意のようにしなければいけない。昔風のお貞のしきたりに従って横町の小さな暗い呉服屋へ布を買いに行った。私は強いて、何事でもないように、その布を買うのであったが、呉服屋の小母さんは大人だから、私の必要を見抜くであろうか。逃げるように店を出て、二階へ戻ってくると、もし階下の人が突然二階へ上って来てもその縫い物が見つからぬように窓の方へむかって、膝

（33）同（9）。

の上にかがむようにして縫った。不確かな針の運びに、少女は我身の秘密のために肩を丸めて縫うのであった。

母親を早くに亡くし、身近に大人の女性がいない少女が、人目を気にしながらコソコソと丁字帯を縫う様子は、健気(けなげ)で可哀想な気さえする。渡が言うところの「社会の片隅にわずかに許された母子伝承の暗い陰鬱な流れ」と取れなくもない。実際、『素足の娘』でも「周囲の女たちの囁きで耳にとめていたいろいろの苦痛や羞恥もやっと分るのであった」と、「苦痛」「羞恥」という言葉が使われている。

しかし、少女はそれが「分る」ようになったことをこれまでが子どもだった証拠と見なし、安心する。というのも、「私は自分は早熟なのではないか、と日頃自分に対して思っていたからである」。

「もっと知りたい、幸い父は家庭医学書、というような本を持っていた」。少女は、父親の本で平均的な初経年齢を調べ、自分の年齢がちょうどそれに当たることを確認すると、「私はひとりで微笑んだ。一番健康な平均された、標準の月なのだ」と喜ぶ。「もしも、生理的に私が早熟であったなら、何と羞ずかしいことであったろう。そんなの厭!」。

早熟であることを恥じる理由は、小説から読み取れるが、当時医師たちも「早熟」を好ましくないとし、初経を遅らせる方法を提案していた。というのも、初経が早いと「早

るもの故に、従て早く老衰する」[35]、「成熟期の早い国民は盛んになれぬ」[36]と考えられていた
婚」を招き、その結果「虚弱者」「低能者」[34]が産まれやすくなる、あるいは、「早熟に属す
からである。

また、「下等料理店の奉公人或は半玉、芸者、不規律なる工場に勤むる者は、身体薄弱
でも何となく大人びて早く月経を見る」[37]とも言われていた。

大正時代に書かれた『女児の性教育』には、「早熟は、諸種の性的病弊の素地を作りや
すいものでありまして、性の教育上最も先ず注意すべき事項であります」[38]と書いてある。

いずれにしても『素足の娘』の少女は、「早熟」は恥ずかしいことだと思っているが、
初経が恥ずかしいことだとは思っていない。自分の身に起きた現実に淡々と対処している。

アンネの初経からさかのぼること二五年。日本の長崎にも、初経を前向きに捉えた少女
がいたのだ。小説のこのくだりは、少女がいかに精神的に自立していたかを示す部分とし
て描かれているため、当時の少女たちの一般的な態度ではなかっただろう。しかし、否定

(34)『婦人衛生雑誌』第三一九号、一九一六年。
(35)『婦人衛生雑誌』第三二三号、一九一六年。
(36)『婦人衛生雑誌』第二〇二号、一九〇六年。
(37)同(35)。
(38)高橋寿恵『女児の性教育』明治図書、一九二五年。

的な月経観が支配的だったなかでも、個人差があったということがうかがえる。

ちなみに、東京大空襲で家族のほとんどを失ったエッセイストの海老名香葉子は、その三年後に親戚宅で初経を迎えたときのことを「なんのことか分からず、びっくりして、おばさんに相談すると、少しばかりのボロ切れを渡され、それでしのいでいました。その心細さ、切なさ」と回想している。[39] せめて衛生的で快適な生理用品があれば、こんな思いはしなくて済んだはずだ。

「小さな暗い呉服屋へ布を買いに行」き、「膝の上にかがむようにして」丁字帯を縫う、あるいは、「ボロ切れ」を当てて心細く過ごすなどということは、今日の少女たちからは想像も及ばないだろう。

「ナプキン」の由来

さて、『アンネの日記』からヒントを得て社名は決まったものの、商品名はまだ決まっていなかった。

「ナプキン」というのは、当時はもっぱらテーブルナプキンを指す言葉であり、生理用品の方は「パッド」と呼ばれていた。渡は「アンネパッド」を第一案として考えていたが、語呂が悪いのが気になった。しかも「パッド」には「当てがう」という意味があり、いかにも汚れものを覆い隠すという感じがした。

そんなとき渡は偶然、小田実の『なんでも見てやろう』(河出書房新社、一九六一年)に、アメリカでは「サニタリーナプキン」と呼んでいる、と書いてあるのを見つけた。これなら清潔な感じがするし、語呂も良いということで、泰子と森部も賛成し、商品名は「アンネナプキン」に決定した。

一九六一年六月、アンネ株式会社の創立式典が、東京商工会議所において盛大に行われた。会長森部一、社長坂井泰子、常務坂井秀彌以下、約二〇名の社員が参列した。

渡はこのときのことを「何とも派手な何とも豪勢な生理用品メーカー〈アンネ〉の発足である。私の考えが見当はずれなのか、それとも卑屈なのか、生理用品メーカーは、地味で目立たずに発会式をやるとばかり思っていたのに、見事堂々の〈アンネ〉の演出である[40]」と記している。

アンネ社は、工場用地として神奈川県の伊勢原(いせはら)に一万坪の土地を購入、本社は伊勢原から、狛江(こまえ)にあるミツミ電機からも交通の便がよい新宿(しんじゅく)に置こうという案が有力だった。しかし、女性用品の発信地は銀座でなければならないという信念を持つ渡が、PR課だけでも銀座に置きたいと強硬に主張した。

(39)「人生の贈りもの」『朝日新聞』二〇一一年一二月二六日。
(40)同(9)。

たとえ一坪、いや半坪でも、いや私一人、机一つでも結構です。(41)

こうしてアンネ社は、銀座に本社を構えることになった。

歓迎された「お嬢さん社長」
工場予定地の伊勢原で行われた地鎮祭には、「生理用品の工場などができると、『町のつら汚しになる』と反対されるのではないか」という渡の心配をよそに、地元の大勢の人が集まった。

理由は、ひと目坂井泰子社長を見ておきたいといった好奇心のためであったそうだ。（中略）すでに二、三日前から、「今度できるアンネという会社には、キレイな女社長がいるそうだ」といった噂が流れていたということである。（中略）弱冠二七才の、初々しい女社長である。このシンデレラ姫のような女社長をひと目見たいと思うのは、伊勢原の地元町民でなくても、人情であろう。（中略）女傑女史タイプに食傷気味のマスコミや一般世間でも、これは案外大受けになるかもしれない。(42)

「女傑女史タイプに食傷気味」なのは渡も同じで、「とかく、女性社長タイプというものがある。いわゆるナントカ女史タイプのあれである。社長室にデーンと坐(すわ)って、若い社員に『君ィ、何々を早く提出してくれ給え』というあのタイプである。あの式の女性社長ではイタダケない」と語っている。泰子は、「女傑女史タイプ」とは正反対のタイプだったようで、同じような意見が、雑誌記事にも見られる。

彼女からうける印象は、どこまでも、お嬢さん社長のそれなのである。わたしは仕事の関係で、二、三の女社長を知っている。わたしの女社長採点表はからい。大げさなゼスチュア、虚栄と売名、押しのつよさ、口八丁、手八丁……つまりわたしにとってはカナワない相手である。こうした女社長の型は、女が男ばかりの世界で売出すためにイヤでも身につけなければならなかった厚化粧かもしれない。だからそれを責めようとは思わないが、無ければ無いにこしたことはないのである。坂井さんはこうしたものとは無縁な人柄である。(43)

(41) 同(9)。
(42) 同(9)。
(43) 同(12)。

泰子は、「女社長」に反感を持っている男性たちにも受け入れられたのである。マスコミも泰子を「清潔で明るい女社長」として歓迎した[44]。しかし、彼女自身はそれを望んでいただろうか。それはありがちな、好調なときにのみ吹く追い風であった。

三〇七人のモニターが協力

アンネナプキンは、商品規格が決まる前に、一二個入りで一〇〇円という小売価格が先に決まっていた。従来、経血処置に使われていた脱脂綿を一二回分に換算すると、およそ五〇円であるため、倍の値段ということになるが、その値段に見合う商品を作れば良いという方針のもとに、商品の規格化が始まった[45]。

まず、泰子の発案で、モニター制度を取り入れることにした。すでに試作品はいくつか出来ていたが、今までにない新しいタイプのナプキンを完成させるためには、吸収体にインクを落とす実験では不十分であり、女性が実際に使ってみないことには、可も不可もないと考えたのである。

早速、新聞にモニター募集の広告を載せると、数日後には三〇〇人を超える応募があり、この中から六〇人をモニターに選んだ。モニター女性たちは、計四回アンネ社を訪れ、一時間ほど試作品の使用感などについての質問に回答し、謝礼として三〇〇〇円を受け取った。

その後も何度かモニターの募集が行われ、計三〇七人のモニターがアンネナプキンの開発に協力したことになる。モニターからの聞き取り調査は、まず社員が基本的なアンケートを行ってから、それをもとに泰子が一人約二〇分ずつ面接をするという形で行われた。

その結果、すぐに決定したのは、経血量は日によって異なり、個人差もあるので、厚くて大きいナプキンと、薄くて小さいナプキンをそれぞれ六枚ずつセットしようということであった。また、紙製のため、経血が漏れるという致命的な欠陥が指摘された。さらに外出時のために、コンパクトな個装が求められ、なおかつその包装には破るときに音がしない素材が望まれた。(46) 今日では当たり前の個装も、当時は素材から考えなければならなかったのである。

菓子箱のようなパッケージ

モニター調査の結果、PR課長の渡が驚いたことは、モニター女性の約五五パーセント

(44) 同（12）。
(45) 同（9）。
(46) 同（10）。

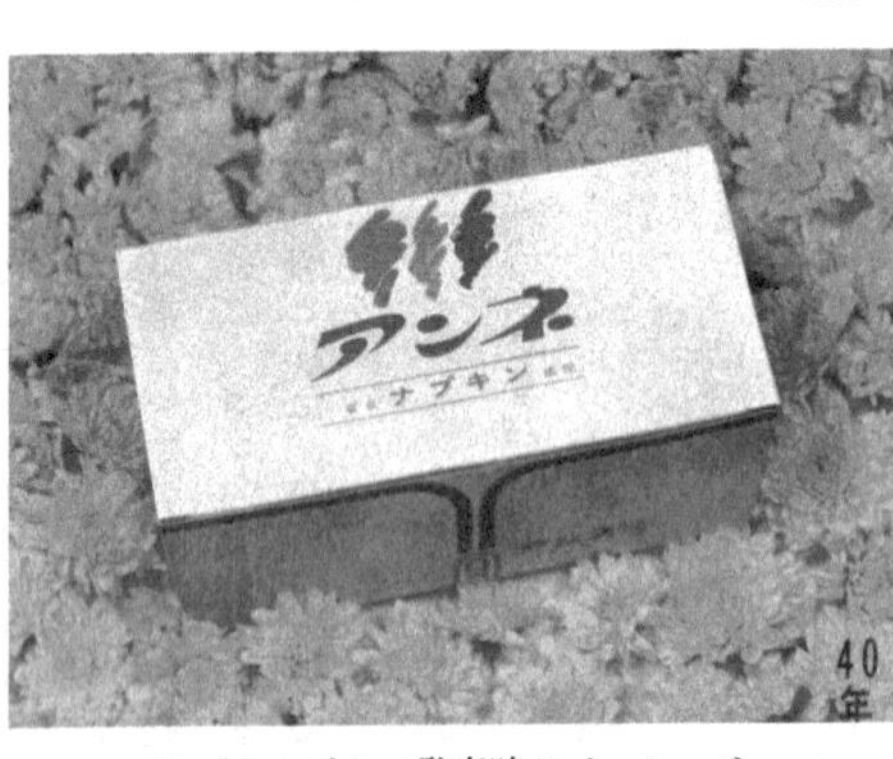

アンネナプキン発売時のパッケージ

が、当時脱脂綿とともに月経時の必需品だったゴム引きパンツを一つしか持っていないという事実だった。

　　ウジ虫がわくと言われるヤモメ野郎だって、この真夏の最中に、これほどの非衛生的なことを無神経に続けはしない。生理を清潔に処理することを知らぬのだろうか[47]。

渡はこのあたりの理由を、長い月経不浄視の歴史のなかに求めている。

　　人知れず苦労をしながら、毎月五〜六日の間を煩わしく苦しく、しかも男にみじめに扱われてきた過去があまりにも長すぎたのである。（中略）企業家、産業人、政治家などもこの例にもれない。彼らにとって、女の月のもの、女性のメンスで口をすすぐなどとは男子一生の屈辱であり、処理用品の改革や発明にはまったく耳を貸さないで今日に至っている。女は女で、口に出すのは身だしなみや素行にまで影響するかのように、ひっそりと口を閉じ、黙々と母子伝承の細々とした習慣を続けてきたのである。私は実際、これから先が思いやられる。〈アンネ〉の事業の前途多難なことが察せられて慄然とせざるを得ない。(48)

泰子が連日、モニターからの聞き取り調査を行っていた頃、渡は月経に付せられてきた陰鬱(いんうつ)なイメージを払拭(ふっしょく)するために、アンネナプキン一二個を収めるパッケージのデザインに頭を悩ませていた。

生理用品を手に取り上げて使用するときに、「アー嫌ダナ、煩わしいナー」と嘆息するものから、美しいイメージ、清らかなイメージ、そして女性としての当然の喜びであると、もっと素直に納得させるものに作り上げることはできないものだろうか。(49)

渡は数人のデザイナーに、生理用品であることを意識しないで、パッケージを作製して

(47) 同(9)。
(48) 同(9)。
(49) 同(9)。

ほしいと伝えた。店の片隅で売るものではなく、大々的な広告によって大量に販売する商品であるということも強調した。こうして完成したパッケージは、洗練された菓子箱のようだった。

アンネナプキンとパンネットの完成

ところで、いくら快適なアンネナプキンが完成したとしても、従来のゴム引きパンツとともに使用していたら、あまり意味がない。そこで急遽開発されたのが、ヘアーネットからヒントを得た網目状の生理用ショーツである。「パンネット」と名づけられ、アンネナプキンと同時発売されることが決まった。素材も安く、量産ができるため、価格も一五〇円と低く抑えることができた。

モニターの意見を最大限に活かしたアンネナプキンの開発も大詰めを迎え、技術担当者たちとPR課によって、その「特長」が次の七点に整理された。

①　ソフトタッチで快適――純パルプ紙綿のやわらかなクレープ（しわ）を特殊加工した脱脂綿でくるんだソフトタッチは、アンネ独特のものです。

②　すばやい吸収性で、お肌はいつも清潔――吸収した表面は、スポット（点）状となり、他の製品のように表面全体に広がりませんから、ヒフや粘膜には付着せず、

③いつも清潔にご使用いただけます。また生理用以外にお化粧落しにも好適です。丈夫で、もれない――ナプキンの吸収力は、脱脂綿の5倍以上、それに日本ではじめてアンネが採用した強力防水紙の働きで、底部にも側部にも、もれる心配がありません。丈夫な構造ですから、運動中にも破れたり型くずれしません。

④3重に衛生的で、においを消す――香料入り原料、製品と2重に殺菌したうえ、副作用のない強力殺菌剤〝ビチオノール〟を配合しました。殺菌、除臭効果は完ペキ、さらに局部を洗浄したと同じ効果があります。

⑤スタイルを美しくする――軽量、小型ですから、ご使用中もあなたのシルエットは変りません。なお姉妹品〝パンネット〟を併用しますと理想的です。パンネットはアンネが考案した独得の網状（ネット）新式スタイルです。特にムレない、ズレない点に気をつかってあります。

⑥水洗トイレにさっと流せる――ご使用後の始末は、いちばん簡単です。簡易水洗も含めて、そのまますべての水洗トイレにサッと流せます。

⑦口紅と一緒に気軽にお供できる――厚型（黄マーク）薄型（ブルーマーク）どちらも一回分ずつポリエチレンで包装したパフ型ですから、便利で衛生的。ハンドバッグにそのまま納めていただいてもおかしくありません。[50]

元祖アンネナプキンが、現在普及している使い捨てナプキンと大きく異なっている点は、⑥の「水洗トイレに流せる」という点であろう。そもそも泰子がナプキンを手がけた理由の一つは、当時普及し始めた水洗トイレに詰まらない生理用品が必要だと考えたからである。渡も、使用済みのものを残さないために、水に流せることが肝要と考えていた。

実際、アンネナプキンは紙綿でできていたので、水洗トイレに流すことが可能だった。しかしアンネナプキン発売後、他社が次々と類似製品を発売したため、水に流せないナプキンが多数出回り、結局水洗トイレを詰まらせることになってしまった。このためアンネナプキンも、「水に捨てる小さな肌着」という当初のキャッチコピーを使えなくなったのである。

一九六五年の女性誌に、「生理用品は何をお使いですか」と題された次のような記事が掲載されている。

「はたして水に流してよいものかどうか」と、いまは流しながらも疑問を投げかける方も少なくありませんでした。しかし、かなりの製品の説明書は、「水洗トイレに流せる」とうたい、「水にとけるポリ袋」がついています。

東京都下水道局の意見を聞くと、

「まだ、そんなものがありますか。摘発しますから、メーカーを教えてください」と、厳しい答え。「水に流せる」と大きく宣伝のメーカーは、大目玉を食い、全体に自粛のムードのはずなのに——と、忌ま忌ましげな表情です。

つまりそれは、清掃法第11条「ゴミは下水道に流してはいけない」に違反するそうです[51]。

この記事と同じページに、「パルポンスーパー」という使い捨てナプキンの広告が載っている。キャッチコピーはアンネを真似したとしか思えない「水に散る下着」。そして、

(50) 同(9)。
(51)『主婦の友』一九六五年七月号。

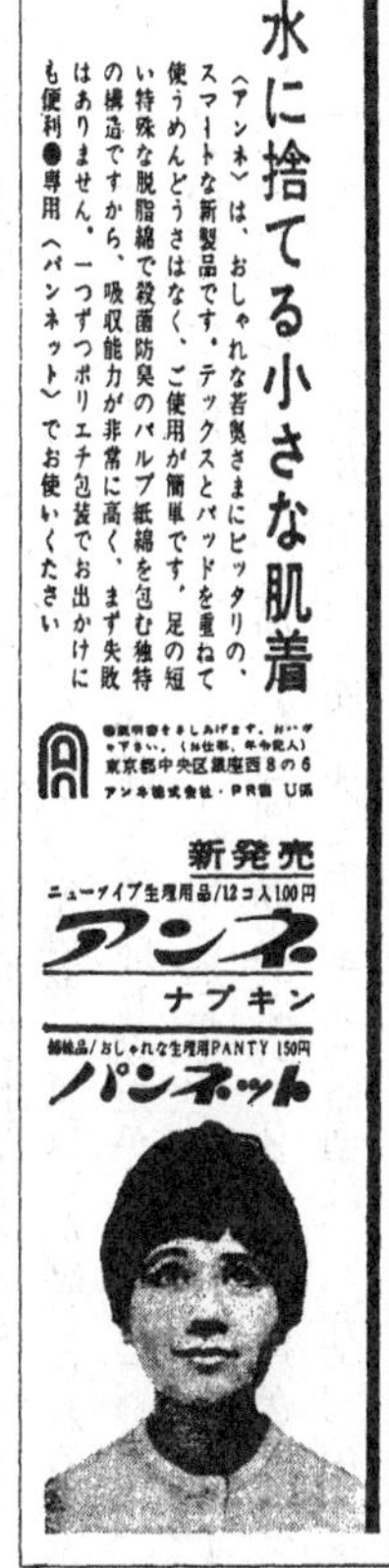

この時点ではまだ水に流せる点をセールスポイントにしていた。

特長として「水洗トイレも平気」と書いてある。水道局に摘発されただろうか。

アンネナプキンの七つの「特長」のなかで、先駆者の気負いが感じられるのが、②の「お化粧落しにも好適です」と、④の「洗浄したと同じ効果があります」である。アンネナプキンはその後、生理用ナプキンとして十分に需要があったので、「お化粧落し」にする必要はなかったであろうし、「洗浄したと同じ効果」というのは、無理があろう。いずれにしても、現在普及している使い捨てナプキンの原型は、一九六一年にアンネ社が試行錯誤の上、完成させたのである。

「40年間お待たせしました!」

渡PR課長は、アンネナプキンのキャッチコピーを社内、そして社外からも募集することにした。社外からの募集は朝日新聞紙上で行い、賞金も設けたのだが、目にとまるものはなかった。

社内からは、「ショッキングなもので、デビューに相応(ふさわ)しいこと。相手が恥ずかしがるようなことのないように。画期的な商品である、ということを盛り込む。盗作、物マネは絶対避けること」という条件をつけて募ったところ、「月に一度のアクセサリー」「第三の下着、女性の解放」「僅(わず)かなお金で大きな幸福」といったコピーが寄せられた。

しかし、この中から選ぶことはせず、第二回の社内募集を行った結果、渡が「千万金に

40年間お待たせしました！

すべての女性に
毎月おとずれる生理日のわずらわしさを
一度に吹きとばす
全く新しいタイプの生理用品
〝アンネナプキン〟と、姉妹品〝パンネット〟が、いよいよ新発売され、すばらしい反響をまき起こしています。

アンネの特長は、特殊加工した脱脂綿と純良パルプ紙綿の、二つの長所をたくみに組み合わせたところにあります（特許出願）

欧米では40年も前から、このタイプが研究され、いまでは85パーセント以上のご婦人が愛用しているわけですが……
これに引きかえ、わたくしたち日本女性は遠いおばあさまの時代＝明治そのままの原始的方法しか知らされておらず
知らぬ間に、この方面で
欧米のご婦人たちから40年もオクレていたのです。

けれど、もう安心！
アンネの出現は一挙に、このオクレをとりもどしました。この種の製品が、オートメ化した近代的工場で、衛生的に量産されるのは、日本では全く初めてです。

発売前307名のモニターの結果も、発売後に皆さまから寄せられたナマの報告も、アンネナプキンのすばらしい効果を確認しています。
●吸収力は脱脂綿の5倍以上。モレ、よごれの心配なく快適●コンパクトタイプ（小型）で外出、通学、旅行に便利●1個ずつポリエチレン袋が便利で衛生的●においも消す強力脱臭剤ダイヤフェン配合●あらゆる水洗トイレに、そのままOK！

●消費者の一人として……
発売早々、思わぬほどの売れゆきで、地域によっては品不足を生じたいへん恐縮いたしておりますがいよいよ本格的量産体制に入りましたので、この状態も間もなく解消できることと存じます。
《消費者は王様》と申しますが、私も消費者の一人として、画期的な生理用品の誕生を、こころから喜んでおります。
アンネ株式会社 社長 坂井泰子（26才）

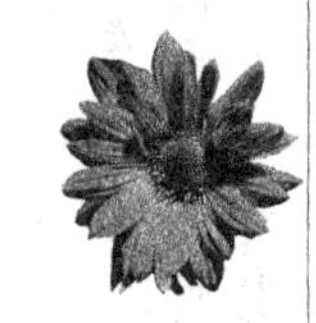

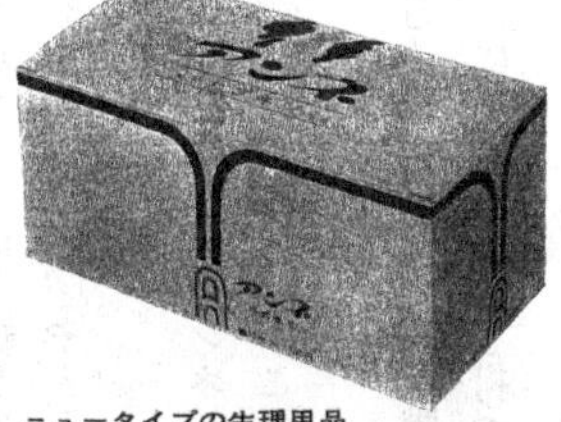

新発売
12コ入り 100円

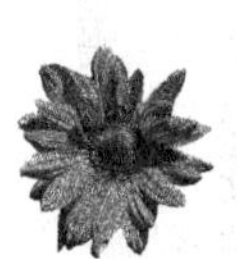

ニュータイプの生理用品
アンネナプキン

姉妹品／新しい生理用PANTY
パンネット
ウーリーナイロンでネット状に作った、おしゃれな生理用PANTY 絶対ズレません。布地を使わないフリーサイズで、あたたかく、ムレません。 定価150円

＊くわしい説明書をさしあげます。おハガキください。（年令・職業記入）
アンネ株式会社ＰＲ課〈ＮＡ係〉 東京都中央区銀座西８の９
＊ 有名デパート、薬局、薬店、化粧品店、雑貨店で〝アンネ〟とご指定ください。

アンネ社の最初の新聞広告（1961年）

値する」と思うものがあった。

40年間お待たせしました――いよいよアンネナプキン登場！[52]

アメリカでは、四〇年前にコーテックスが発売され、すでに有経女性の八〇パーセントが紙綿の生理用品を使っていた。アメリカに遅れること四〇年、やっと日本の女性も快適な生理用品を手にすることができるという意味である。

このコピーは、広告業界の歴史に残るものだった。この後、アンネ社は数々の名作といえる広告を制作し、次々と「日本雑誌広告賞」を受賞するのだが、このデビュー作が最も有名である。

キャッチコピーが決定し、役員とPR課で宣伝方法について議論が戦わされた。渡は他の反対を押し切って、前宣伝は一切やらず、発売日に一斉に宣伝を打つという方針にこだわった。[53]

実現されなかった広告戦略

ところが、全国の薬品・化粧品問屋、マスコミ関係者など約六〇〇人を招いて、パレスホテルでアンネナプキンの営業開始記念祝賀会が行われたその日、目前に控えた発売日までに、製品の生産が間に合わないことが判明した。
理由は、アンネナプキンの生産開始後、製品に不備が見つかり、すでにできあがってい
た三〇万箱を廃棄処分しなければならなかったためであった。損失を覚悟で、三〇万箱廃
棄処分を決定したのは、一箱でも不備な製品を売ってはならないという森部のこだわりだ
った(54)。
加えて、アンネナプキンの製造ラインは、まったくゼロの状態からミツミ電機の製造ラ
インをモデルに作られたのだが、硬い電機部品と柔らかい紙綿では勝手が異なるため、思
わぬラインの不調で、生産が捗らなかったのだ。結局、生産の遅れが取り戻せないまま、
営業開始記念祝賀会を迎えてしまったのである。
森部は急遽、発売日を当初予定していた一〇月一日から、一一月一一日に延期すること
を決定した。
しかしこの決定は、ＰＲ課長の渡にとっては承服しがたかった。前宣伝を一切やらない
という方針にこだわった渡は、一〇月一日に合わせて新聞社や出版社と広告契約を交わし

(52) 同(9)。
(53) 同(9)。
(54) 同(11)。

てしまっていたのである。すでに予定変更ができないメディアもあった。

渡は同い年の森部に、「アンネを見殺しにするつもりですか？　発売日を延期するなんて、自殺するに等しい！」[55]と本音をぶつけている。

アンネナプキンの発売と同時に、複数のメディアに一斉に広告が掲載されたという〝伝説〟があるが、実際には発売日の延期により広告の出足がそろわず、渡の緻密（ちみつ）な計算は惜しくも実現されなかったのだ。[56]

発売当日午前中に売り切れ

一ヵ月以上発売を延期したにもかかわらず、新たな発売予定日前日になっても、各問屋に予定入荷数の半分も入っていないという状況だった。これ以上発売を延期するわけにはいかなかったが、問屋からは入荷が半分では無理だと強硬な反対をされた。結局、東京では発売を見合わせながら、大阪では一部で発売するということになった。

大阪からは、「難波（なんば）の高島屋では朝から客が押しかけて、午前中で五〇箱売れた」「大丸は午前中で二〇〇個全部売れた」、ほかにもデパートで軒並み売り切れという報告が相次いだ。[57]当時、スーパーマーケットはまだ少なく、アンネナプキンはデパート、薬局、化粧品店での取り扱いとなっていた。

この日、地下鉄車内には、アンネナプキンの中吊（なかづ）り広告が出ていた。「40年間お待たせしました！」というキャッチコピーと、きれいな箱の写真、「アンネナプキン」「パンネット」という耳慣れない言葉に、ほとんどの男性は生理用品の広告だとは気づかなかったようである。

これが渡の狙いだった。女性が恥ずかしさを感じるような言葉は使わないという方針には適っており、疑問をもつことが広告への興味を掻き立てる。しかしこの日に発売しなければ、広告の効果が半減してしまう。そこで渡は泰子に進言し、全面的な発売に踏み切ることになった[58]。

結局、発売一日目で、問屋入荷分の九割が売れてしまった。理由は、当初予定していた一千万箱の三分の一、三〇〇万箱しか生産が間に合わなかったためである。すぐに「アンネ入荷しました！」「アンネ売り切れました！」と表裏に印刷したポスターを七〇〇〇枚作り、小売店に配った。品薄感が女性たちの購買意欲を高め、問屋からは注文が殺到した[59]。

(55) 同(11)。
(56) 複数の全国紙に一面広告が掲載されたと書く文献があるが、渡が全国紙で契約したのは一紙のみである。
(57) 同(9)。
(58) 同(9)。
(59) 同(11)。

発売日の延期により、渡が考えていた宣伝計画は実現できなかったものの、生産の遅れを逆手にとった臨機応変な対応が、売れ行きをさらに伸ばしたといえる。

アンネ社は、新聞広告に「サンプル請求券」をつけていたが、予想をはるかに上回る反響があり、全国から毎日続々と送られてきた。また、店頭でアンネナプキンを買えなかった女性たちが、代金を直接本社に送ってきた。これには、近所の店に置いていない、あるいは売り切れてしまったという理由の他に、店頭でナプキンを買うのが恥ずかしいという理由もあったかもしれない。代金が本社に送られてくるという状況は、数年間続いたという[60]。

生理人口三〇〇〇万人目標キャンペーン

製造ラインが好調となり、生産数が増えると、アンネナプキンの売れ行きは急激に伸びた。しかしそれは、都市部に集中していた。泰子は、地方の女性たちにもアンネナプキンを知ってもらうため、他の営業部員とともに全国の小売店を一軒一軒まわり、インクを使ってナプキンの吸収力をアピールし、ポスターを貼り、商品を店頭に積むということを繰り返した。

地方での営業活動によって、泰子や渡がこだわった「水に流せる」というセールスポイントは、トイレが水洗化していない地方ではあまり重視されず、吸収力などの性能の方がはるかに重要だということを知りえた[61]。

当初、森部が主張した一ヵ月で一〇〇万個販売するという計画は、他の幹部、専門家から無謀だと反対されたが、渡によるPR活動や、地道な営業活動によって、結局は達成されてしまった。

また、森部が生理用品会社への出資を決めた際、ミツミ電機内では、「いやしくもエンジニアが、女性の……しかも生理に関するそんなくだらぬものをやれるか[62]」という強い反発もあったのだが、アンネ社の成長が早かったために、自然と霧散した[63]。

森部はさらに「生理人口三〇〇〇万人目標キャンペーン」を掲げ、アンネナプキンの試供品三〇〇万個分を薬局から女性たちに配布するという案を出した。これを受けて泰子以下幹部は何度か会議を開き、配布は薬局からではなく、全国の健康保険組合を通じて学校へ配布するという案に切り替えた[64]。しかし理由は定かでないが、これは実施されなかったようである。実際には学校ではなく、初経期の女の子が集まる学校周辺の文房具店や薬局を

(60) 同(24)。
(61) 同(11)。
(62) 同(11)。
(63) 同(24)。
(64) 同(11)。

中心に、「ジュニアセット」という名称で、ナプキンとパンネットと「清く高く美しく」「お母様のために」というパンフレットのセットが配布された。

学校へは養護教諭あてに、アンネ社製品のパンフレットのみを送った。また、ノートメーカーとタイアップして、「スクールナプキン（スクールアンネ）」という名称でナプキンを販売したが、一年ほどしてから、生理用品は文房具店に置けないという理由で、廃止された。[65]

「アンネの日」と呼ばれる

こうしてアンネの製品は、都市から地方へ、働く女性たちや初経期の女の子たちから、その母親たちへと徐々に需要を増やしていった。愛用者たちからは、快適なアンネナプキンに対する感謝の手紙が、アンネ社あるいは泰子宛てに、一日に一〇〇通以上も届くことがあった。[66] そしてその中のいくつかに、月経日を「アンネの日」と呼んでいるものがあった。

当方六年の女児のため用意に購入しました。私どもの最初の不快な印象をムスメ達に与えず愉しく、その日を過ごさせるために……。私、ある方面で四〇歳前後の方々のグループにて非常勤にて余暇をカウンセラーとして働いておりますが、私共の仲間の間では貴社のお名前を拝借してこの日を〈アンネの日〉と呼び合っています。柔らかみを含ませる意味で……。生理、メンスなど一寸ズバリでイヤ味を覚えますから……。[67]

「月経」はもちろん、「生理」「メンス」も口にはしづらかったのである。ちょうどその頃、厚生省（当時）から、「40年間お待たせしました！」のキャッチコピーに対し、まるで四〇年間ずっとナプキンの研究を行っていたかのような誤解を与えるため、改めるようにという指導があった。[68]そこで渡は、「〈アンネの日〉ときめました！」を新しいキャッチコピーとして採用することにした。

こうして「アンネ」は、月経の代名詞として広く使われるようになったのである。次に示すのは、アンネナプキン発売の一年半後に、毎日新聞に掲載された投稿である。

「いつもより帰りが遅いなあ」と少々案じているところへ、小学五年生の娘が息をは

(65) 同(24)。
(66) 同(9)。
(67) 同(9)。
(68) 同(24)。

ずませて帰ってきた。放課後、女の子だけ残って保健の先生からお話があったというのである。私は来るべきときがついに来たと、思わず身体が堅くなるような思いだった。

さりげないふりで「どんなお話だったの？」と聞く私に、娘は今日一時間半ほどあった「初潮について」のスライドやお話をいろいろ話してくれた。（中略）おわりに娘は、「これは言い方もいろいろあるけど、今は〝アンネの日〟って言うんだって。アンネって女の人の名前でしょう」という。私はただただ感心して聞き入るだけ。

思えば私がそれを学校で聞かされたのは、女学校に入ってからで、帰宅しても母には話はしなかった。その間に、私は友人から知らされていたのだが、そんなことは口に出すべきことではないと思って、自分の胸ひとつに収めていた。その後一年くらいして初潮を見たが、そのときどんなふうに母に切り出したものかとためらったあの日の気持ちは今でも忘れない。

それにくらべて今の子は、私の目の前で何の恥じらいもおそれもなく話してくれた。それは「アンネ」のひびきそのままに、さわやかな感じだった。私は育ちゆく乙女たちの将来が、このようにすこやかに、のびのびとあれかしと心から思った。(69)

月経を「アンネ」と呼んだことについて、のちに映画監督の大島渚(なぎさ)は、「古い世代はカ

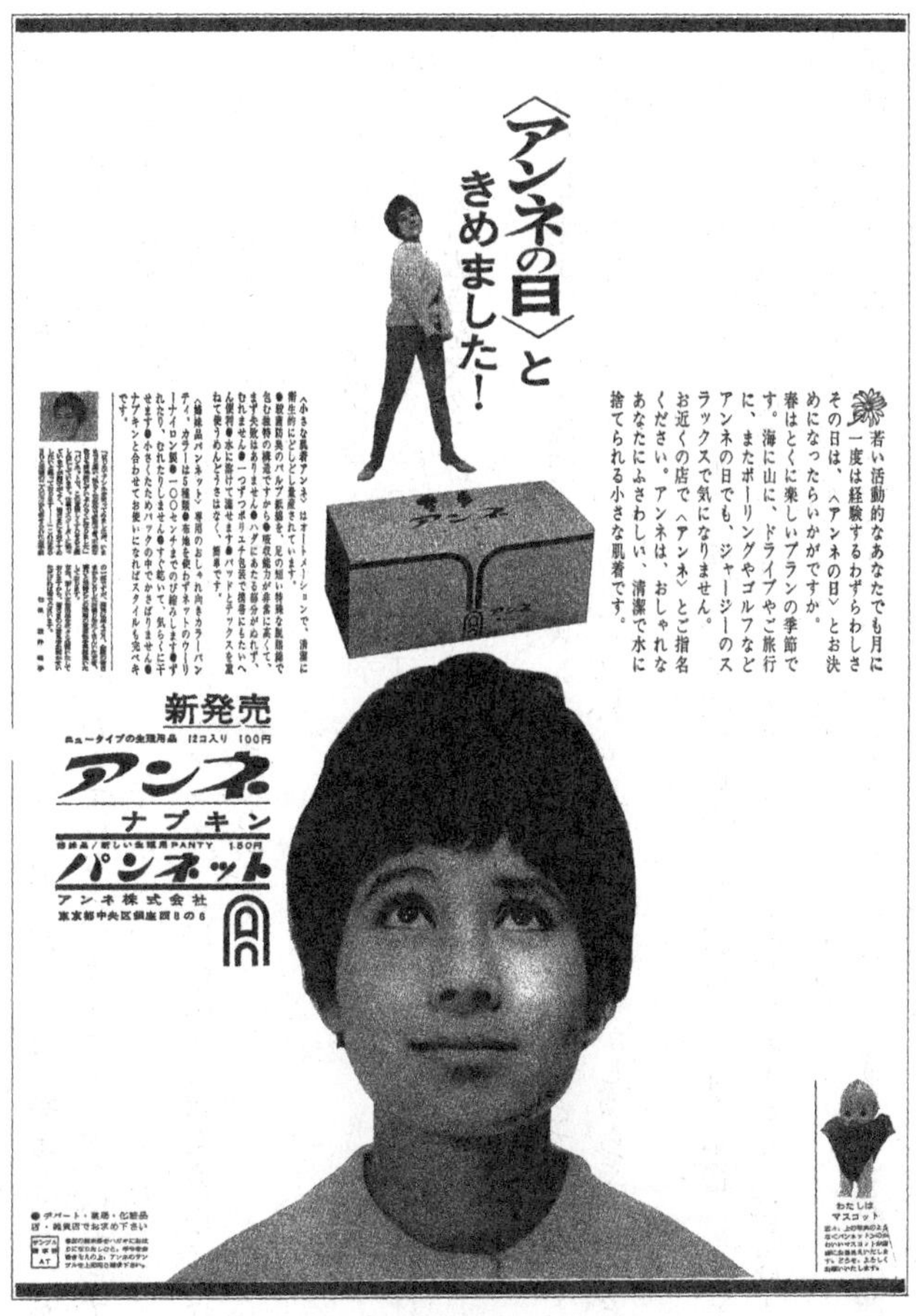

「アンネ」が月経の代名詞に（1962年）

ルチャーショックがあったと思った。今では『生理』を別の言葉に言い換えるのが、かえって不自然な時代になったからね。『アンネ』なんていうと、カマトトじゃないかって気さえします[70]」と語っている。

「アンネ」は今日、たしかに死語となったが、「アンネ」と口に出して言えるようになったからこそ、「生理」と自然に口にできる時代がきたのである。

月経観を変えたアンネの広告

「40年間お待たせしました！」「〈アンネの日〉ときめました！」のあとも、アンネ社はインパクトのある広告を次々と打ち出し、一〇年間に一〇回「日本雑誌広告賞」を受賞している。

一九六九年頃までは、大塚清六のイラストがアンネの広告を飾った。とても評判がよく、「大塚清六＝アンネ」というイメージが定着し、大塚はほかの仕事がしづらくなるほどだったという[71]。

一九六二年から一九七一年までの間に、新聞に掲載された広告の一部を本書の巻末に示した。いずれも気のきいたキャッチコピーであり、イラストや写真も美しく、当時はまだ色濃かったはずの月経に対する暗いイメージを微塵（みじん）も感じさせない。

元社員の方は、「月経というのは恥ずかしいものじゃないんだよ。誰にでもある生理現象で、汗をかくのと同じ。むしろ誇らしく主張していいんだよ、ということをさかんに訴えた」と語った。しかしそれは、言葉を選びながら、慎重に行われた。

コピーにしても、生理、メンスなどの語は使用しない。月経などとは、もってのほかである。すべて説明文の書き出しは〝月に一度の煩わしさ〟という調子である。これで女性は十分に了解するはずである。生理は恥ずかしいものでは決してない。むしろ健康な女性のシンボルでさえある。が……やはりこれは、他人に口外すべきことがらではあるまい。できるならば、同性にも気づかれないようにと、心を砕くものなのである。それを広告によって太陽の下、明るみに出そうというのであるから、よほど慎重にていねいに扱う必要がある。私たちは血液とか経血とか、要するに血という文字も使用しない。例えば、出血の多い日、少ない日が生理期間中にはあるが、その表現は『日と量によってお使い分けください』となる。決して出血とはいわない。視覚に映る〝血〟という文字は、凄惨でこそあれ、決して清らかで平和ではない。[72]

(69)『毎日新聞』一九六三年三月一〇日。
(70)『サンデー毎日』一九九三年一月三・一〇日号。
(71) 同 (24)。
(72) 同 (9)。

これは、アンネナプキンの発売当初、渡が考えていた広告の方針である。

今日の感覚では、多少慎重すぎるきらいもあるが、当時はこれだけ気を遣っても、あからさまだと感じる女性が大勢いたのではないだろうか。最低限の表現に抑えようという渡の考えは、妥当といえよう。

この慎重な方針のもと、根気強く続けられた月経に対する意識変革が功を奏したことは、今日、明らかである。月経が「穢(けが)れ」であり、その最中は「してはいけないこと」がたくさんあった時代は過去のものとなった。

タンポンの使用率が低い理由

巻末に示した広告に見られるように、アンネ社は一九六八年に、ドイツのカールハーン社との技術提携により「アンネタンポンo．b．」を発売しているが、タンポンについては、アンネ社は後発である。

第一章で述べたように、日中戦争中の一九三八年に、合資会社桜ヶ丘研究所が日本で最初にタンポンを製品化したが、原料不足などの影響であまり普及せず、戦後、自己流タンポンの使用による弊害が報告されるようになった。

そこで厚生省（当時）は、一九四八年にタンポンを医療用具（現在は「医療機器」）に指定。一九五一年に、桜ヶ丘研究所の後身、日本衛材株式会社（現エーザイ株式会社）が初めて承認を受けた。同社は一九六四年、東京オリンピック開催に合わせて、スティック式タンポン（スティックを使って、タンポンを挿入する）「セロポン」を発売している。戦前も戦後も、タンポンの製造、販売に最も力を入れていたのは、今日のエーザイだった。

その後、一九六八年から中央物産株式会社が、アメリカの「タンパックスタンポン」の輸入販売を開始。同じ頃、「アンネタンポンo．b．」が発売されたのである。

アンネ社のタンポンの広告は、渡の方針に反し、「あからさま」である。新聞の広告に、「《処女膜はマクではなくヒダです！》そうです。膣口からほんの2～3mmのところにある…それはヒダ。（中略）しかも処女膜は粘液質で、伸張性と耐久性があります」という説明がある。これは、情報不足による誤解から、便利なタンポンに二の足を踏んでいる女性が多かったためだ。

次に示すのは、一九七三年の女性誌の記事である。

ナプキン派からタンポン派へ先頃転向した二四歳のOLの話。（中略）お正月休みを利用してスキーに行く計画を立てたが、どうしたわけか、周期が早まって突然前日に月経が来てしまった。（中略）会社の同僚に相談した結果、近くのスーパーで（引用者注・タンポンを）購入した。説明文と図を見てもよくわからない。同僚はすでに性体験があり、タンポン挿入に何の不安もなかったというが、彼女は結婚までは処女でいたいと思っていた。処女膜は膣の入口に鼓膜のように張りめぐらされているものだ、と思っていたから、まずその心配があった。それに現物を手にしたとき、不思議でたまらず、恐ろしい感じがした。彼女の理想の結婚をするためには、処女膜が健全でないと、相手にふしだらな女と誤解される。それを考えれば、現在の月経中の悩みなど、耐えるのは当然ではなかろうかと、タンポン使用にあたり迷ってしまった。同僚が笑いながら説明してくれた。（中略）ああ、なるほどという感じで、さほど痛みもなく、入ってからは何の異物感もなかった。スキーで転んでも例の出血の一瞬を感じることもなく、今までにない解放感を感じた。不思議なことに、下腹部の痛さも、下半身のだるさも忘れてしまった。(73)

このように、タンポンの使用によって処女膜が破れ、「お嫁にいけなくなる」と信じている女性たちが大勢いたのである。

当時、性についてのカウンセラーとして活躍していたドクトル・チエコが「生理に関する常識のウソ」と題した雑誌記事のなかで、「未婚女性はタンポンを使うな」という「常識」に対して、「処女膜はタンポンを使ったりすることや、指でさわる程度では切れない。膣口の周囲に粘膜の細いヒダ飾りになっているのが、処女膜。中央に立派に口もあり、また粘膜なので伸びるから、簡単には傷ついたり、切れたりしない[74]」と説明を行っている。「簡単には傷ついたり、切れたりしない」ということは、やはり「傷ついたり、切れたり」するのは好ましくないと考える人が多かったということだ。

いずれにしても、処女膜のことを心配する女性たちのために、アンネ社の広告も多少「あからさま」な説明を必要としたのであろう。

一九七二年には十條キンバリー株式会社（現日本製紙クレシア株式会社）もタンポンの輸入販売を開始し、一九七四年には株式会社チャーム（現ユニ・チャーム株式会社）が「チャームタンポン」を発売、テレビコマーシャルをはじめ積極的なマーケティングを行った[75]。

しかしその矢先の一九七〇年代後半、アメリカでP&G（プロクター・アンド・ギャンブル）社製の「Ｒｅｌｙ（リライ）」というタンポンの使用者に高熱、下痢、吐き気、発疹と いったショック症状が現れ、少なくとも数十人の死者が出るといういわゆる「タンポンショック事件」が起きた。

これはＴＳＳ（トキシックショックシンドローム）と呼ばれる細菌性ショックであり、原

(73)『婦人公論』一九七三年八月号。
(74)『婦人公論』一九七四年一一月号。
(75) 同（4）。

因は特定の黄色ブドウ球菌が生産した毒素だった。タンポン使用者でなくとも罹患(りかん)することがあるが、成人の大部分がこの毒素に対して抗体を持っている。タンポンの吸収力とTSS発症率との相関性が判明したため、吸収性の高いレーヨン素材のタンポンの製造を中止したところ、TSSの発症数は激減した。[76]

現在、日本のタンポン使用率は、有経女性の二割程度。一〇代では一割程度と低い。[77] その理由として、「タンポンショック事件」が挙げられることがあるが、アメリカでは事件後もタンポン使用率は六割[78]と、日本よりも高い。ちなみにヨーロッパでは、カトリック信者の多い国ではタンポン使用率が低いという傾向がある。

日本では、明治時代以降繰り返し唱えられてきた〝膣(ちつ)挿入弊害論〟が、タンポンの普及を阻んできたと考えることもできる。しかしタンポンが普及しない最大の理由は、ナプキンの性能が良いため、タンポンに頼らずとも快適に過ごせるからであろう。

タンパックスタンポンは、二〇〇一年に日本での販売を中止、老舗(しにせ)のエーザイは二〇〇三年にタンポンの製造販売を中止した。現在、国内でタンポンの製造、販売を行っているのはユニ・チャームだけである。

アンネ社の功績

アンネ社はナプキンや生理用ショーツを開発、販売し、女性の活動を物理的に支えたが、新聞・雑誌広告によって、長い間、月経に付されてきた「恥ずべきもの」「隠すべきもの」という否定的なイメージを払拭したことのほうが、意義深いといえる。

なぜなら、ナプキンやサニタリーショーツは、時間の問題で他社が発売したであろうが、これだけ宣伝に力を入れ、短期間で月経観を変革することは、泰子や森部、渡がいたアンネ社にしかできなかったと思うからだ。

女性の立場から、率直に生理用品の改善を望んだ泰子。その泰子が思いついた「アンネ」という名前の優しい響きが女性たちに受け入れられたということはもちろんだが、広告を重視し、思い切った予算の投入と、ＰＲ課長に渡という人材の抜擢（ばってき）を行ったミツミ電機社長森部一の存在も大きかった。

森部は、四畳半のアパートからミツミ電機を発展させたのだが、その過程でやはり広告を重視している。北九州から呼び寄せた幼なじみたちと、手内職的な部品作りをしていた頃、販売を担当していた森部が、売り上げ金で新型のスクーターを買ってきたことがあった。仲間たちは森部の勝手な買い物を非難したが、森部はケロリとして、翌日からそのス

(76) 同（4）。『週刊金曜日』一九九九年一二月一七日号。
(77) ユニ・チャーム調べ。
(78)『週刊金曜日』一九九九年一二月一七日号。

クーターにミツミ電機の看板を取り付け、街を走った。屋根つきの新型スクーターは、道ゆく人たちはもちろん、商売相手たちの目も引き、ミツミ電機の景気の良さをアピールすることに成功した(79)。

部品の販売を担当していた森部は、自分たちの製品に、ほかの誰よりも自信を持っていたのである。買ってもらえさえすれば、その性能を評価してもらえる。そのためには多少の費用はかかっても、広告が重要だと判断したのであろう。森部の判断が間違っていなかったことは、その後のミツミ電機の発展を見れば明らかである。

先駆者の苦労

強力な宣伝と地道な営業活動のもと、アンネ社の売り上げは、会社設立の翌年一〇億円、翌々年には二一億円と急増した。資本金も徐々に増やし、一九六五年には六億円となる。会社設立時二十数人だった社員も、三年後には六〇〇人を超えた。森部は新工場を建設、アンネの商品を輸送するため、アンネ商運株式会社も設立した(80)。

朝日新聞社の調査によると、発売直後の一九六一年一二月、アンネナプキンを使用したことがある女性の割合は、全有経女性に対し約二パーセント。それが一九七七年には約五〇パーセントまで伸びている。生理用ショーツ「パンネット」も好評で、発売後四、五年の間、毎月五〇万～六〇万枚売れた(81)。

当然、それまで生理用品として使用されていた脱脂綿は売れなくなった。

坂井さんが大変だったのは、既存の業者に対する対応でした。これまで生理用品として脱脂綿が広く使用されていたため、アンネによって市場が奪われる脱脂綿業界が、アンネを仕入れるなと問屋筋に圧力をかけたりして、嫌がらせをしてきました。しかし、彼女は問屋の忘年会や新年会にもいやな顔一つせず、積極的に出席していました。[82]

こう語るのは、泰子と一緒にナプキン普及のため全国を講演してまわったドクトル・チエコである。講演会場で高齢の女性から、「そんないやらしいことを話さないでください」と言われたこともあった。また、アンネのテレビコマーシャルを見た子どもに「アンネって何？」と聞かれて困ると、ＰＴＡから苦情がきたという。[83]

生理用品のテレビコマーシャルといえば、タレント起用という点において、研ナオコの

(79) 同 (11)。
(80) 『婦人公論』一九六四年一月号。元アンネ社員提供の資料。
(81) 『週刊読売』一九九五年九月一〇日号。
(82) 『文藝春秋』一九九〇年二月号。
(83) 同 (82)。

「チャームナップミニ」（ユニ・チャーム）が注目されるが、最も早かったのは、やはりアンネ社であった。三木鶏郎（とりろう）が作詞作曲した「With you」という曲が使われていた[84]。

生理用品のテレビコマーシャルについては、さまざまな規定があり、厚生省（当時）は「子供の見る時間」「食事の時間」「ゴールデンタイム」の放送は禁止とした。このほか、劇場広告や新聞の一面広告も禁じられた[85]。日本民間放送連盟の放送基準にある「秘密裏に使用するものや、家庭内の話題として不適当なものは取り扱いに注意する」という条文も、生理用品メーカーを悩ませることになる[86]。

アンネ社の急成長は、それまで停滞していた生理用品市場を刺激し、五年後には後続会社が三〇〇社以上にのぼった[87]。なかには工場ラインを真似ようと、アンネ社が得意先を対象に行う工場見学会に紛れ込む他社の社員もいた[88]。

さらにアンネ社を苦しめたのが、商品の不当廉売だった。小売店が超人気商品であるアンネナプキンを囮（おとり）に、他社のナプキンや、まったく別の商品を売るのである。食料品店がアンネナプキンを一〇円で売っている光景も見られた[89]。

既存のメーカーや後続会社が次々と発売する類似品に対抗するため、アンネ社も商品増産に力を入れた。ナプキンのポリエチレン個装だけは機械化されていなかったため、工場周辺の農家に下請けに出したところ、薬事法に抵触し、一週間の製造業務停止処分を受けてしまった。一九六四年一月のことである。アンネ社は約八〇万箱の製品を回収し、泰子は泣きながら記者会見を行っている[90]。

その後、アンネ社はカートニングマシンを導入、ポリエチレン個装の完全自動化をはかった。広告にも「すべてをオートパック（完全自動包装）でお届けします」という一文が加えられた。

薬事法抵触後も、アンネ社は業界第一位のシェアを守っていたが、後続会社の一つ株式会社チャーム（現ユニ・チャーム株式会社）が徐々にアンネ社に迫っていた。

「のちにはみとれ」――ユニ・チャーム、高原慶一朗の挑戦

ユニ・チャームの創業者高原慶一朗は、一九三一（昭和六）年、手漉（てす）き和紙で有名な愛媛県川之江（かわのえ）市（現四国中央市）に生まれた。祖父が若くして戦病死したため、父は尋常小

(84) 同（24）。三木鶏郎企画研究所提供の資料。
(85) 同（24）。
(86)『週刊新潮』一九七九年九月二〇日号。
(87)『日録20世紀　1961年』一九九七年五月六日号。
(88) 同（24）。
(89) 同（24）。
(90)『朝日新聞』『日本経済新聞』『毎日新聞』『読売新聞』一九六四年一〇月三〇日。

学校卒業後、地元の紙問屋に奉公し、苦労しながら一代で国光製紙株式会社を築いた。

高原は、「早生まれの小柄なガリ勉」だった小学校時代、いじめの対象となった。泣きながら家に帰ることもあったが、母は慰めることはせず、こう言ったという。

「男が泣いて帰ってくるようなみっともないことはするもんやない。こう言い返しい。『のちにはみとれ』と」[91]

ある日、高原は海岸でいじめっ子たちから代わる代わる投げ飛ばされ、口や鼻、耳まで砂が入り、「悔しさと惨めさが交錯し、思わず出た言葉が『のちにはみとれ』」だった。最初は小声だったが、ガキ大将に「なにを見せてくれるんかいのう」と言われて怒りがこみ上げ、「のちにはみとれ」と大声で何度も繰り返した。いじめに対する復讐という意味ではなく、人間として大きくなって見返してやるという決意だった。その後、いじめはなくなったが、あだ名が「のちにはみとれ」になった。

父の生き方を見て、起業家を目指した高原は、大阪市立大学商学部に入学。卒論のテーマには、郷里川之江にゆかりのある「紙」を選んだ。紙には「記録する」「包む」「拭く」の三つの機能があると指摘し、とくに「拭く」は経済発展とともに成長性があると書いた。将来、自分が紙の「拭く（吸収する）」機能を生かした会社を起こすことになろうとは、夢にも思っていなかった。

「私もしてます」――痔にナプキン

高原は、二九歳で建築資材を扱う大成化工株式会社を設立。常勤役員四人、社員一二人でのスタートだった。その九ヵ月後にあたる一九六一年一一月、新聞に掲載されたアンネナプキンの広告「40年間お待たせしました！」を目にし、生理用ナプキンに関心を持った。

早速、自宅近くの薬局でアンネナプキンを購入し、分解。「吸収力のある紙を重ねて裁断する機械があれば自分たちでもできる」と考えた。

同じ頃、高原は日本生産性本部の中小企業新製品開発専門視察団に参加し、全米各地をまわっている。当時、日本にはまだなかった大型スーパーマーケットの店頭に、山のように積まれた生理用品を見て、「こんなに堂々と売るものなのか」とショックを受けた。[92]

日陰者のような存在の日本とは雲泥の差だった。

豊かな社会になれば日本も米国のようになると言われていたので、生理用品の売り方、買い方もこの目で見た米国流になると直感した。自分も試しに買ってみた。女性

(91) 高原慶一朗「私の履歴書」『日本経済新聞』二〇一〇年三月三日。以降、高原慶一朗については、おもに同連載を参考とした。
(92) 同(81)。

店員も何ら不思議がらなかった。

滞在中にボストンバッグいっぱいになるほど生理用品を買い込んだ。帰国時の羽田空港の税関でバッグを開けるように言われた。「これは何ですか」と聞かれ、何の抵抗もなく「アメリカの生理用品です」と答えた。税関の職員は少し目をそらし、「では次のかた」と言って通してくれた。

自分では決めていた。新しい仕事をやることを。川之江に一刻も早く帰って、社員にそのことを伝えたかった。(93)

しかし、社員たちからは「生理用品の会社に入った覚えはない」と猛烈な反発を食らう。川之江の閉鎖した映画館を買い取って工場に改造し、「ポン抜きプレス」で幾層もの紙を同じ形に打ち抜いてみたものの、紙を密着する技術がなく、試行錯誤を繰り返した。

高原は試作品を自宅へ持ち帰り、「水で濡らしてそれを自分の股に当てて寝たこともある」。アンネ社の渡紀彦も、ゴム引きパンツを穿いて銀座を歩いてみたり、一晩ベッドで寝てみたりしたという。資料を読んでいると、この二人は言動に共通点が多い。

ナプキンの製品化を進めつつ、高原は社員の説得に当たった。

みんなの前でこう言った。「気持ちがわからんでもない。しかし、こっちが恥ずかしいと思ったら買う女性はもっと恥ずかしいのと違うか。そんないわれのない社会通念や古い意識を変える時や。女性に生理があるのは当たり前のことや」。自らを奮い立たせる意味もあった。「だから、いっしょに頑張ろうやないか。ナンバーワンになろう」。社員は黙って聞いていた。(94)

一九六三（昭和三八）年、高原を含む七人の社員が、試作品を持って宇高（うこう）連絡線で本州に渡り、山陽と山陰の二チームに分かれて営業を行った。中国地方ではまだ、アンネ社の製品が普及していなかったためである。

各駅停車に乗り、駅に降りては電話帳で周辺の小売店、問屋を調べ、営業してまわった。「そんなにいい商品ですか」と尋ねられると、高原は「私もしてます」と笑顔で答えた。「男が良さをわかるのか」と言われたときの捨て身の営業手法だったというが、高原は痔（じ）に悩んでおり、ナプキンには痛みを和らげる効果があった。

(93) 同(91)二〇一〇年三月一二日。
(94) 同(91)二〇一〇年三月一三日。

坂井泰子と高原慶一朗

当時、ナプキン市場はアンネ社の寡占状態だったが、高原は技術的にはすぐに追いつけるという自信があった。アンネ社からシェアを奪うのではなく、市場を開拓していこうと考えた。そして何より、アメリカのスーパーマーケットで見た「明るい売り方」を日本でもやってみたかった。

正々堂々とアンネに戦いを挑むために、表敬訪問と同時に図々しくも工場見学を申し出た。社長は私より三歳年下の女性。当時としては珍しい存在で、マスコミからも注目を集め時の人だった。

誤解を恐れずに言わせてもらうと、「女に負けてたまるか」と本気でそう思った。なかなか面会はかなわず、卸問屋業界の賀詞交換会で「四国の田舎者ですがよろしくお願いします」とあいさつした。取引のあった機械メーカーの人に何度もお願いし、その口ぞえでやっと工場も見学できた。清潔な工場に機械が整然と並んでいて川之江の工場とは雲泥の差だった。[95]

「女に負けてたまるか」はいただけないが、「のちにはみとれ」の精神の高原が、すでに成功を収め、「時の人」となっていた坂井泰子に対抗意識を抱いたことは、わからなくもない。

女性の生活を快適にしたいという思いからナプキンを発売したものの、あまり収益に頓着のなかった坂井泰子、そして起業家として「ナンバーワン」を目指した高原慶一朗の好対照が、生理用ナプキンの発展を軌道に乗せたのである。

アンネ社に宣戦布告した矢先、高原の父が経営する国光製紙の襖紙の工場が火災に遭ってしまう。これからの時代、襖紙よりもナプキンのほうが成長を見込めると考えた高原は、父に頼み、火災に遭った工場を生理用品の原紙を製造する工場へと替えた。これにより、原紙の調達から商品化までが一貫して行えるようになった。

発売の翌一九六四年には、年商一億九二〇〇万円（建材部門は一億二四〇〇万円）を売り上げ、ナプキンは大成化工の中心事業となった。建材事業も順調だったが、社名が生理用品にはそぐわないため、一九六五年に生理用品の販売会社「チャーム」を立ち上げた。現社名の「ユニ・チャーム」となったのは、一九七四年のことである。「ユニ」には「ユニーク（独特）ユナイテッド（協働）ユニバーサル（国際的）」な会社でありたいという願いが込められている。

チャーム社は、高原の米国視察の経験から、日本で登場しはじめたばかりの大型スーパ

（95）同（91）二〇一〇年三月一四日。

ーマーケットにナプキンを卸した。これが大成功につながった。「アンネに追いつき、追い越せ」を目標に掲げていた高原のチャーム社は、一九七一年、ついに売上高でアンネ社を抜き去った。

一九七三年に起きたオイルショックの際には、トイレットペーパーやティッシュペーパーと同様に生理用ナプキンも品薄となったが、チャーム社は必死の増産体制でナプキンの供給に努め、流通、小売業界の信頼を獲得し、シェア拡大につなげることができた。(96)

ナプキンの技術を活かした使い捨ておむつ

一九七八年、花王が生理用品市場に参入した。その二年後、ユニ・チャームは初の減収減益となる。市場の飽和を予見した高原は、ナプキンの開発で培った不織布や吸収体の技術を活かして、使い捨ておむつの製造、販売に乗り出そうとする。当時、使い捨ておむつ市場の九割をP&Gが占めていた。

ユニ・チャームは、P&Gのおむつとの差別化を図るため、日本の布おむつにヒントを得た立体型おむつを製造し、一九八一年に北陸地方で発売、翌年全国展開した。すると予想以上の好評を博し、一九八三年にはP&Gのシェアを抜いてしまった。しかし今度は、P&Gが生理用品市場に、花王が使い捨ておむつ市場に参入、ユニ・チャームは再び減収減益となる。

巨大企業との競合に疲弊した高原を救ったのは、親交のあった花王社長（当時）、丸田芳郎からかつて聞いた「経営の妙諦（みょうてい）」についての言葉だった。

「叡智（えいち）は無限に広がります。品質を向上させながら消費者の求める価値を実現することが叡智の結晶です[97]」

巨大企業と競うためには、品質の向上に努めるほかないと考えた高原は、開発の行方を見守った。

赤ちゃんは製品の良しあしを話さない。だからとことん使用後の紙おむつとお尻の状態を観察する。漏れを防ごうとすると分厚くなりおむつの内部の温度が上昇して蒸れを起こし、股がかぶれてしまう。この二律背反に開発陣は挑んでくれた[98]。

一年後、ユニ・チャームは、ギャザーを利用して通気性を高め、厚みはそのままに吸収力を三倍に増した（同社比）新製品を発売。爆発的な売れ行きで、増収増益を回復した。

(96)『日本会社史総覧（上巻）』東洋経済新報社、一九九五年。
(97) 同（91）二〇一〇年三月二二日。
(98) 同（91）二〇一〇年三月二二日。

高原の次なる課題は、大人用使い捨ておむつの開発だった。

　赤ちゃんだったら、母親がおしっこやうんちを見て健康状態を確認したり成長の過程を楽しんだりする寛容さがあるが、大人用は切実だ。漏れるとお世話する側の手間が増えてしまう。漏らした本人は自尊心が傷つく。同じ紙おむつだが、現場は趣を異にする。(中略)大人用の開発はビジネスというより使命感と起業家のロマンに近い感覚を持っていた。「下の世話にはなりたくない」という言葉があるように人間の尊厳にかかわるところだ。[99]

　こうして一九八七年、ユニ・チャームは大人用おむつ市場に本格参入を果たす。その後、おむつの中に重ねて付けることで、おむつの交換回数を減らすことができる「尿取りパッド」、自分で穿くことにより身体を動かすことになる「リハビリパンツ」など、介護する側とされる側の双方をサポートする商品開発を行ってきた。

「リハビリパンツ」発売の同年、トーヨー衛材株式会社(現リブドゥコーポレーション)も、大人用のパンツ型おむつを発売。ユニ・チャーム、リブドゥコーポレーション同様、紙産業が盛んな四国に拠点を置く株式会社近澤製紙所も、早い時期からナプキン、そして大人用おむつの開発を行ってきた。また、大人用おむつ専業メーカーに、株式会社光洋がある。

これら企業の堅実な活動が、製品を向上させ、介護現場を支えてきた。

あとで触れるように、環境への配慮やその他の視点から、使い捨てナプキンへの風当たりが強くなっている。しかし「人間の尊厳」にかかわる排泄（はいせつ）の問題を直視し、「3K（きつい、汚い、臭い）」と言われる介護現場の負担を軽減しようとする大人用おむつの進化は、誰もが望むところではないだろうか。

「拭く（吸収する）」技術で、アンネ社なきあと使い捨て生理用品の発展を牽引（けんいん）してきたユニ・チャームだが、大人用おむつの開発により介護現場に貢献してきた点も見逃せない。

森部一、アンネ社を手放す

話は一九七〇年代に戻る。

高原慶一朗が立ち上げたチャーム社（当時）が業績を伸ばす一方で、アンネ社では、すでに斜陽の兆しが見えていた。

一九七一年三月、ミツミ電機は対米輸出規制とカラーテレビの不買運動の影響を受けて、約七億円の大幅赤字を出し、森部は、狛江の本社工場を売却、調布（ちょうふ）工場に本社を移し、一六ある子会社のうち、アンネ社を含む四社を手放すことを決定した。

(99) 同 (91) 二〇一〇年三月二四日。

ミツミ電機は、アンネ社の株式の六五パーセントを所有していたが、それを本州製紙株式会社（当時）、ライオン歯磨株式会社（当時）、東レ株式会社の三社にそれぞれ二対二対一の割合で売却した。本州製紙と東レはもともとアンネ社に原料を提供しており、ライオン歯磨は商品の流通ルートが重なることから、共同で経営に参加することになったのである。泰子は代表権のない会長に棚上げされ、新社長は本州製紙から送り込まれることになった。[100]

中井（引用者注・本州製紙専務）、佐々木さん（引用者注・ライオン歯磨常務）らは、口をそろえて「ミツミから問題児ではなく、優良児を引き受けた」というところをみると、国内シェアの三〇パーセントを握るこの高い知名度を持つアンネは、ウーマン・リブの時代背景もあって損な買い物ではなさそう。[101]

これは当時の新聞記事である。「時代背景」というと一時的な響きがあるが、その後も生理用品は女性たちの支持を受け、成長を続けていく。

生理用品の進化とアンネ社の終焉

当初、使い捨てナプキンの主な素材は紙綿だったが、オイルショック（一九七三年）の際の紙不足をきっかけに綿状パルプへと替わり、その結果ナプキンの厚みは半分になった。この成果を生かしたのが、テレビコマーシャルに研ナオコを起用したことで有名な「チャームナップミニ」（ユニ・チャーム）である。[102]

一九七八年には、吸収体に高吸収性ポリマーを応用した初のナプキンが、第一衛材株式会社と花王株式会社から発売され、薄型化がさらに進んだ。このとき花王から発売されたのが、今日まで続くナプキンブランド「ロリエ」である。「ロリエ」は静岡地区での先行発売を経て、翌年全国展開され、好評を博した。[103]

高吸収性ポリマーとは、アクリル酸と、これを中和したアクリル酸ナトリウムを合わせて網目状に繋げたもので、網目が風船のように膨らんで、水をたっぷり蓄えられるしくみになっている。自重の一〇〇～一〇〇〇倍の水分を吸収することができるため、ナプキンのみならず、使い捨ておむつの進化にも大きく貢献した。[104]以降、高吸収性ポリマーは、使い捨てナプキンに欠かせない素材となる。日本の女性が

(100)『朝日新聞』『日本経済新聞』『毎日新聞』『読売新聞』一九七一年三月一一日。
(101)『読売新聞』一九七一年三月一一日。
(102)同（4）。
(103)同（4）。花王株式会社コーポレートコミュニケーション部門広報部。
(104)公益社団法人日本化学会ウェブサイト。

月経時の〝粗相〟を気にせずに仕事に打ち込めるようになったのは、この頃からではないだろうか。

一九七九年の『主婦の友』に掲載されたユニ・チャーム社製のナプキン、「チャームナップさわやか」の広告に登場する俳優の松島トモ子は、次のように語っている。

仕事をつづけていく女にとって、ブルーデーをどう乗り切るかによって、生き残れるかどうかの分かれ目になると思うのです。（中略）現代の日本ほど生理用品がきちんとととのっている国は少ないのではないでしょうか。昔は確かに不備なもので過ごしていましたから、その気づかいはたいへんだったろうと思います。特に仕事をしていた女たちにとっては、大きな障害になっていたと思うのです。

司会などもよくするのですが、そういうときは、何時間も舞台に出ているわけです。でも、いまの生理用品の性能がすぐれているので、心配することはありません。[105]

広告なので、多少の誇張はあるかもしれないが、ナプキンの性能向上が、女性を家庭から職場へと後押しし、すでに働いていた女性たちには安心感と積極性を与えたことは確かである。

戦後間もない一九四七年に労働基準法に定められた生理休暇が徐々に形骸(けいがい)化し、一九八六年に施行された男女雇用機会均等法によって取得条件が縮小されたが（「生理休暇」という用語の記載もなくなった）、形骸化の背景には、生理用品の進化もあっただろう。労働基準法制定当時は、まだ丁字帯や月経帯と脱脂綿を併用している女性が多く、月経中であることを忘れて仕事に没頭することは難しかった。また、職場に女性専用トイレがない会社も多かった。

生理用品市場に、大手メーカーが次々と参入して商品開発に鎬を削るようになり、女性たちが生理用品の選択に迷うことはあっても、その不備によって活動を制限されることはなくなった。それを見届けるかのように、アンネナプキンとアンネ社は、その短い歴史に幕を下ろす。

「アンネ」の名がつくナプキンは一九八五年の「アンネ　キャティナプキン」を最後に消え、代表権のない会長となっていた泰子も、一九八八年に社を去った。そして一九九三年一月、アンネ社はライオン株式会社に吸収合併された。

泰子、森部、渡のその後

ミツミ電機を離れたあとのアンネ社と坂井泰子に関する雑誌記事は、揶揄的なものが多

（105）『主婦の友』一九七九年四月号。

い。

『アンネ』そのものは五十五年にライオンの子会社となり、現在は製造だけを担当。研究開発もライオンが行い、アンネブランドも『郷愁を抱く人のために』（ライオン広報部）わずか一種類あるのみ。

『アンネという名前も、今となってはネーミングがダサい』（ライオン広報部）

確かにいまどき『アンネになっちゃった』なんていうのは、恥ずかしい。生理とハッキリ言うほうがカッコイイのだとか。（中略）当の泰子女史はといえば、五十五年には会長も退き、現在は相談役として残るだけ。

『新製品がでると文字通りご相談にあがるわけです。パッケージなどに具体的なご意見を頂いてます。性格がおハデなせいか、赤系統がお好きなようですね』（ライオン広報部）

夫の秀彌氏は、かつてアンネの一代理店にすぎなかったあのピップフジモト副社長となり、泰子さんは専業主婦として夫の仕事をサポートするだけ。

五十五歳になり、みずからの実験もままならずか、今や海外旅行に明け暮れる毎日とか。[106]

これは吸収合併の少し前の記事だが、泰子とアンネ社の功績にはまったく触れていない。元社員の方は、こうした記事について「なくなっちゃった会社だから、叩きやすいんでしょ」と寂し気であった。

「もっと快適な生理用品を」という一念から始めた仕事が、傾きかけた途端に揶揄や嘲笑の的となる。「若くてきれいな女社長」と持ち上げた世間は、彼女が窮地に陥ったとき、もう味方には付いてくれなかった。当時はまだ生理用品に対する嘲りや、女性社長に対する偏見があったのだ。

泰子は、引退後は公の場に一切、顔を出さなくなった。例外はいけないという方針で、元アンネ社員の冠婚葬祭にも出席しなかった。なぜそこまで頑なに世間との交流を絶ってしまったのか。アンネ社が消えていく過程で複雑な思いをしたことが原因なのか。それとも、アンネ社のことは過去のことと割り切っていたのか。元社員の方によれば、泰子には利益を上げたいという欲求や、会社を所有し続けたいという執着がなかったという。それが潔い引退にも表れている。

私が生理用品についての調査を始めたとき、森部一はすでに亡くなっていたが、生前、銀行の指導でアンネ社の株を手放したことを悔やみ続けていたという。また、それについ

(106)『週刊文春』一九八九年五月四・一一日号。

て泰子は多くを語らなかったというが、森部が株を手放すとは思っていなかったようだ[107]。

ミツミ電機は、二〇一七年にミネベアミツミ株式会社の完全子会社となった。

ＰＲ課長だった渡紀彦は、アンネ社の仕事で広告業界に名を馳せ、アンネ社がオーナーチェンジする前に、東急エージェンシーに引き抜かれ、顧問を二年ほど務めていた。その後独立して、経営コンサルタント会社「ワタケン」を設立。マーケティングや広告に関心のある人たちを集めた「リードの会」も主宰した。最初から最後まで「リードの会」に所属していた方によれば、この会で渡がアンネ社について触れたことはなかったという。「自分はアンネにいるかぎりは独身だ」と宣言していたという渡は、著書『アンネ課長』のあとがきに、「私はいま、ますます孤独である」「私は公私とも、さびしいのである」と書いている。渡はアンネ社が吸収合併される前に癌で他界したが、危篤と聞いて元同僚たちが駆けつけたとき、かたわらには妻がいたという。渡の孤独は解消されていたようだ。

アンネナプキンが誕生してから半世紀以上。使い捨てナプキンは、当たり前のように日本の社会に根づいている。

(107) 同 (24)。

第四章　今日の生理用品
——ナプキンをめぐる〝イデオロギー〟

アンネ社なきあとも日本の使い捨てナプキンは進化を続けてきたが、使い捨てならではの問題も抱えている。資源やゴミの問題である。それらを解決するものとして注目される布ナプキンが、月経観や月経痛まで改善するという研究報告もある。

この章では、メーカーの新たな取り組みを知るとともに、生理用品をめぐる〝イデオロギー〟にも触れ、有経女性と生理用品の関わり方について考えてみたい。

使い捨てナプキンの付加価値

今日の国内の生理用品市場は、団塊の世代、さらに団塊ジュニア世代の閉経、そして少子化によって、縮小傾向にある。そこで各生理用品メーカーは、付加価値のある使い捨てナプキンを発売することで、国内市場での収益拡大を図っている。

これまで頻繁に、メーカーはもとより大学などの研究機関、女性誌などのメディアによって、使い捨てナプキンの使用感についての調査が行われてきたが、ナプキン発売当初には多く寄せられた「経血の漏れ」「厚み」についての不満は、メーカーの開発競争によって激減し、現在最も多い不満は、「かぶれ」や「かゆみ」である。[1]

したがって、ナプキンの付加価値として期待されるのは、かぶれやかゆみを生じない表面材と、後述する「環境への配慮」であろう。かりに経血が漏れることがあったとしても、店頭に並ぶ多種多様なナプキンの中から、個々人に合ったサイズや厚みの商品を探すことにより解決する場合が多いが、肌が敏感な女性は、いずれの商品でもかぶれやかゆみを生じやすい。

メーカーが経血の漏れを防ぐためにナプキンのサイズを大きくし、隙間なく体に密着させる工夫を施してきた結果、あるいは薄型化など他の機能を優先した新素材を採用した結果、蒸れやすくなり、初期のナプキンよりもかぶれやかゆみを起こしやすくなったということも考えられる。

従来、使い捨てナプキンの表面材には、不織布かプラスティックフィルムに細かい穴を空けたいわゆる「メッシュシート」が使われてきたが、それぞれに欠点があった。

不織布タイプは柔らかく肌にやさしい素材だが、細かな繊維が絡み合った構造であるため、表面に経血が残ったり、経血が表面に逆戻りすることがあり、蒸れやべたつきの原因となる。メッシュタイプは経血を吸ったあとのさらりとした肌触りが知られ

（1）古賀裕子・鈴木由美・田部井千昌・山本沙織・大竹亜矢子「生理用品による不快現状と対処方法について——看護系女子学生対象の調査より」『桐生大学紀要』第二二号、二〇一一年。「表面素材に着目し始めた生理用ナプキン　肌にやさしい不織布、フィルムあれこれ」『コンバーテック』二〇〇七年一〇月号。

ているが、構造的にはプラスティックフィルムに小さな穴を空けたものであり、穴が開いていない部分は透過性がないため経血が残りかぶれの原因となる。また、肌触りも不織布より劣るというデメリットがある。[2]

そこで各メーカーは、両者の欠点を解消すべく表面材の開発に力を入れてきた。

メーカーの開発競争

「メッシュシート」といえば男性でもP&Gの「ウィスパー」を思い浮かべるのではないか、というほど大々的な広告戦略によって周知されたのが、「ウィスパー」の「ドライメッシュシート」である。表面材と言えば不織布一辺倒だった一九八六年に登場した「ドライメッシュシート」は、見た目も斬新(ざんしん)だったが、実際、吸収力にも優れていた。一方で、不織布より通気性が悪く、肌が敏感な女性には不評だった。

そこで同社は、二〇〇三年に「さらふわエアリーシート」を表面材に採用。これは「ドライメッシュシート」とはまったく異なる素材で、シートの凹凸の凸の部分に、さらに小さな凹凸をつけることで、肌への接触部分を減らした。さらに、かぶれやかゆみの原因となる蒸れを抑える「六倍吸収ジェルシステム」を採用したのが、二〇〇七年から展開された「ウィスパーさらふわシリーズ」だった。

発売時の業界紙には、「ウィスパーはいまだに『すべての商品がドライメッシュシート』であると、多くの消費者が誤解をされていますが、そうではないことをアピールしたいのです[3]」という同社のコメントが掲載されている。しかし、「ウィスパー」イコール「ドライメッシュシート」というイメージを拭うことは難しかったようだ。

二〇一二年には、「液体から生まれた新素材『ラクトフレックス』」を使用した「ウィスパーコスモ吸収」が発売され好評を博したが、二〇一八年、P&Gは日本の生理用品市場から撤退。「ウィスパー」ブランドは店頭から姿を消した。

「ウィスパーさらふわシリーズ」が発売された二〇〇七年、ユニ・チャームは「ソフィはだおもい」を発売している。「はだおもい」には、新たに開発された「FCL（Fluid Control Layer：流体コントロール層）シート」が応用された。不織布の表面に直線上の溝を多数作り、その溝に沿って小さな穴をあけた「FCLシート」は、溝の穴が粘度のある経血を素早く吸収し、かりに経血が逆戻りしても溝の部分にとどめることができる。また、溝を作ることで生じた凹凸により、不織布が肌に触れる面積がそれまでの半分となった。同社が行った実験によれば、従来の不織布ナプキンの経血の逆戻り率は一六・三パーセン

（2）同（1）『コンバーテック』。
（3）P&G配信のニュースリリース。

ト、これに対し「FCLシート」の逆戻り率は、〇・二パーセントだったという。

「はだおもい」のコマーシャルには、「20〜30代の働く女性たちから支持されている女優の瀬戸朝香(せとあさか)」を起用した。CM発表会には、一九七六年に「チャームナップミニ」のコマーシャルに起用され、「まだお厚いのがお好き？」のセリフでナプキンの薄型化をアピールした研ナオコも出席した。

瀬戸が「あの時代に研さんのような方がこのCMに出るなんて。研さんのような女優さんが」と言いかけると、研が「研さんのような方って？ 私、女優じゃないから。私の方がきれいで採用されたって、勝ちと思ってるでしょ」とたたみかけ、周囲を笑わせた。[4]

実際に「あの時代」、生理用品のコマーシャルに有名タレントが出演するなどということは考えられなかった。研ナオコの所属事務所も出演に難色を示したという。それをユニ・チャームが拝み倒しての実現だった。[5] 今でこそ人気タレントや俳優が、男女問わず次々と起用されるが、そこにも月経観の変化を見ることができる。

前述のとおり一九七八年にいち早く吸収体に高吸収性ポリマーを応用した花王株式会社の「ロリエ」は、当時から表面材に不織布を使用しているが、「優れた吸収性」と「肌の快適性」を両立すべく、今も改良が続けられている。

たとえば、二〇〇四年に発売された「ロリエF」（二〇一三年に「ロリエFしあわせ素肌」に改称）の表面材には、弾力のある細かなドーム構造を持つ高通気性不織布が採用された。

これによってショーツ内の湿度が軽減され、皮膚膨潤（水分を吸収して膨張すること）が抑制されることが、日本皮膚科学会中部支部学術大会において報告されている。[6]

二〇一〇年には、不織布の繊維間の空間を保つ構造によって、経血を従来の二倍のスピード（同社比）で通過させることができる「フルスピード吸引シート」を採用。シートの厚みはわずか一ミリだという。[7]こうなると、「厚み」というより「薄さ」と言ったほうが適切かもしれない。

かつて女子生徒は、ブルマーを穿かなければならない体育の時間、ナプキンの厚みに悩んだ。ナプキンの薄型化が進み、付けていることが周囲に悟られなくなった現在、ブルマー自体も過去のものとなった。

生理用品の進化と女性アスリートの活躍

あまり意識されないが、経血の漏れやナプキンの厚みに対する周囲の視線を気にせずに

（4）ユニ・チャーム配信のニュースリリース。
（5）高原慶一朗「私の履歴書」『日本経済新聞』二〇一〇年三月二二日。
（6）田上八朗・佐藤紀子・豊島泰生「皮膚膨潤抑制ナプキン『F』の皮膚トラブル低減効果」第五七回日本皮膚科学会中部支部総会・学術大会。
（7）花王配信のニュースリリース。

済むようになったことで、女性たちはその可能性を大きく伸ばしてきた。一九九六年に発表された紙透雅子(かみすき)の論文「女性スポーツ選手の活躍と生理用品の開発」(8)には、次のような記述がある。

女性の競技スポーツは、一九七〇年代から九〇年代にわたって、飛躍的な進歩を遂げている。それを端的に表すのは、女性の参加する競技種目の増加である。夏季オリンピック大会の正式競技種目の中で女性の参加できるものは、一九六八年にはわずか九競技であったが、一九七六年に十三競技、一九八四年で十七競技と着実に増え、一九九二年には二十二競技を数えるに至っている。この動向はもちろん日本国内でも同様に見られ、現在、選手登録が男性だけにしか認められていない競技種目は、ごくわずかとなっている。つまり、柔道、サッカー、レスリング、ウェイトリフティングなど、ひと昔前までは女性が行うとは考えられもしなかったスポーツ競技に、日本女性も進出するようになったのである。日本において、このような女性の競技スポーツの発展が実現した背景には、女性が月経期間中にも安心して競技に参加できることを保証するに足りる、良質の生理用品の開発が行われたことも、重要な一因なのではないだろうか。

紙透が指摘した時期は、日本で生理用ナプキンが急速に進化した時期と一致する。競技へ集中するためには、経血の漏れやスタイルを気にせずに済む生理用品が不可欠であろう。また、紙透はタンポンの利点についても強調しているが、今日ではピルによって月経自体をコントロールしているアスリートも少なくない。

二〇二〇年のオリンピック東京大会は、出場選手のほぼ半数が女性で、全三三競技のすべてに女性が出場する。いまや経血処置にわずらわされているアスリートはほとんどいないだろう。

多様な商品ラインナップ

一九六一年に発売されたアンネナプキンは、当初、同じ箱に「厚型」と「薄型」がセットされていた。いずれもサイズはそれほど大きくなかったため、経血量の多い女性は、縦に二枚重ねて使用していた。

その後、各メーカーから、さまざまなサイズや機能を備えたナプキンが発売されるようになり、今日そのラインナップは、目を見張るほどである。

たとえば、先述した花王の「ロリエ」は、「スリムガード」シリーズが「軽い日用」「多

（8）『自由』三八巻九号、一九九六年所収。

い昼〜ふつうの日用」「特に多い夜用」、羽つき、羽なし、「スイートローズの香りつき」など計一二種類。「Fしあわせ素肌」シリーズは、「超スリム」と「ふんわりタイプ」に大別され、それぞれサイズや羽の有無などで六種類あるので、計一二種類。「肌きれいガード」シリーズが計四種類。夜用の「朝までブロック」シリーズは計五種類、このほかに「超吸収ガード」があり、すべてのシリーズを合わせると三四種類にのぼる（二〇一九年二月現在）[9]。

女性のニーズに合わせたきめ細かなサイズ展開や、羽や香りの有無なども、使い捨てナプキンの付加価値といえるだろう。

ちなみに「朝までブロック」シリーズの「安心ショーツタイプ」は、その名のとおりショーツ型である。「パンツ型おむつ」のような形と言ったほうがわかりやすいかもしれない。吸収体の長さはなんと四八センチ。これなら経血量の多い女性も、旅先のホテルや旅館、あるいは親戚（しんせき）や友人の家で、真っ白なシーツに怯（ひる）むことなく、安心して眠れそうである。

ところで見た目は「パンツ型おむつ」だが、経血は粘性があるため、おむつとは表面材が異なる。各メーカーから、経血吸収用のナプキンとは別に、尿漏れ用のナプキン（ライナー、パッドなど）が発売されているが、前者には粘性の経血に対応できる表面材、後者には水分量に対応できる吸収材が使用されている。

増える布ナプキン愛用者

半世紀前、日本で生まれた使い捨てナプキンは、今も進化を続けている。タンポンの使用率が低いのも、生理用ショーツを必要としない女性が多いのも、ひとえにナプキンの性能が高いためといえる。一方で使い捨てナプキンは、使い捨てであるがゆえの問題も抱えている。資源とゴミの問題である。

厚生労働省の統計によれば、ここ数年の「生理処理用品」の生産数は、二〇一五年が七五億四〇〇〇万、二〇一六年が七六億四〇〇〇万、二〇一七年が七四億九〇〇〇万となっている。[10]女性一人当たりのナプキンの使用量で考えると、初経から閉経までの間に一万枚以上を使い捨てしている計算になるという。[11]

使い捨てによる環境への負荷や、素材によるかぶれやかゆみを解消するものとして、一九九〇年代から注目され始めたのが、「布ナプキン」である。当初布ナプキンは、「環境と身体にやさしいナプキンを使おう」という信念をもった女性たちの草の根的活動によって

(9) 花王ウェブサイト。
(10) 厚生労働省薬事工業生産動態統計。「生理処理用品」にはタンポンも含まれる。
(11) 「生理用ナプキンに新しい流れ『布ナプキン』が売り上げ伸ばす」『日経ビジネスオンライン』。

頒布されていた。その後、書籍やインターネットの口コミなどにより徐々に広がりを見せ、今日では通信販売や雑貨店などで、手軽に入手できるようになった。布製ではあるが、戦前に使用されていた丁字帯とは異なり、使い捨てナプキンと似た形状をしている。

二〇〇五年から布ナプキンを販売しているカタログ通販の「フェリシモ」では、発売から三年間で五〇万枚を売り上げ、ヒット商品となった。また、布ナプキンの普及にともない、その洗濯に用いるつけ置き容器、洗濯板、専用洗剤のセットを置く店も増えている。

布ナプキンの〝効用〟についての研究

布ナプキンの使用によって、かぶれやかゆみのみならず、月経期間が短縮した、経血の質が変わった、月経痛が改善した、という報告が、看護系の研究者やアロマテラピスト、布ナプキン業者らによって多数、行われている。

布ナプキンの使用と月経期間の短縮、経血の変化の因果関係について明確な説明を行っている資料は管見の限りでは存在しないが、月経痛改善について説明を行っている甲斐村美智子、久佐賀眞理による論文「月経用布ナプキンの使用が女子学生の不定愁訴に及ぼす影響[12]」を紹介したい。

本研究では月経処理容器を「汚物入れ」と呼ぶ習慣に着目し、使い捨てナプキンを使用する一般的な月経処理方法が「月経は不潔なもの」という意識を若年女性に刷り込み、否定的月経観の形成に繋がり、それが不定愁訴の前提にあるのではないかと考えた。そこで月経処理方法を見直し、反復使用の布ナプキンを用いることで月経観、性の受容、自尊感情が改善し不定愁訴が軽減するという仮説を立て、介入研究を行った。

甲斐村・久佐賀が調査対象としたのは、看護福祉系大学に在籍する一九～二二歳の布ナプキン使用経験がない女子学生三二名である。彼女たちの「全員が月経周辺期に不定愁訴を抱え」ており、九割が使い捨てナプキンを使用し（残りの一割がどんな生理用品を使っていたのかが気になるところではある）、うち八割が「ムレ・かぶれ」を経験していた。三二名中、三一名（一人は使用中断）の女子学生が、およそ七ヵ月間、月経時に布ナプキンを使用した結果、「二ヵ月後に月経観、四ヵ月後に月経痛、六ヵ月後に不定愁訴、自尊感情及び性の受容が改善した」という。

「月経観」は、「月経は女性性の確認、身体への気づきの機会や自然を意味する『自然』、月経による日常生活への影響を否定する『影響の否定』、我慢、面倒を意味する『厄介』、病気、汚らわしい、衰弱を意味する『衰弱』の四因子」から成り、布ナプキンの使用によ

（12）『女性心身医学』一三巻三号、二〇〇八年所収。

り、「厄介」「自然」「衰弱」の項目で有意な改善を示したという。

この結果について、甲斐村・久佐賀は、次のような考察を行っている。布の感触の良さを八割の学生が、臭いや皮膚トラブルの改善を一部の学生が実感しており、これが「月経に対する『厄介』観」を軽減させた。さらに、布ナプキン洗濯時に経血を観察する回数が増えるにつれ「月経は『自然』という意識」が増し、「月経痛が軽減したことで月経は『衰弱』させるものではないという意識」を生んだ。

月経痛の軽減については、「月経観の肯定的変化が、月経痛を軽減する」という先行研究[13]を踏まえ、「月経観の肯定的変化の影響」であるとし、「布の保温性により冷えなくなったことも一部影響を及ぼし」たと述べている。さらに月経痛の改善が、不定愁訴の改善につながったと考えた。

学生たちの「記録・発言録」を見ると、「経血の色が紙のときと違う」「量が少なくなった」「血塊が少なくなった」「不規則だったけどきちんと来るようになった」「月経血を汚いと思わなくなった」「(生理は)恥ずかしいと思っていたけど、そうじゃない、生理を前向きに受け入れることができた」「月経血から食べ物とかを考える、ちゃんと三食食べるようになったり、早めに寝るようになった」「きつい、何もしたくないというのが少なくなった。ダメだ、何もできないというのが少なくなった」などと、肯定的で前向きなものばかりである。

洗濯の手間が月経に対する「『厄介』観」を増したとか、布の厚みがファッションを制限するなどといった否定的な発言もありそうなものだが、一切見られない。経血の色や量、月経の規則性の変化がなぜ起こるのか、とくに説明はないが、これも「月経観の肯定的変化」の賜物(たまもの)なのだろうか。

「記録・発言録」の「女性意識の向上」の項目には、「女じゃないと布ナプ使えない」という意見が一つ。「女でよかった」と感じることが「女性意識の向上」に該当するということなのだろう。

布ナプキンの使用により自らの身体に対する気づきとコントロール感が生じ、より合理的なライフスタイルへと変化し、今まであまり考えることがなかった環境に配慮するようになったことなどが自尊心の基礎である有能感を自分自身で高めたと思われる。（中略）布ナプキン使用がもたらした様々な意識・認識の広がりは協力者の身体的・心理的・社会的ニーズを一貫して満たすもので、自尊感情の向上に影響を及ぼし

（13）松本清一監修『月経らくらく講座――もっと上手に付き合い、素敵に生きるために』文光堂、二〇〇四年。川瀬良美『月経の研究――女性発達心理学の立場から』川島書店、二〇〇六年など。

たと考える。性の受容の上昇は自尊感情の上昇と同時に起こっていることから、布ナプキン使用の場合は性の受容と自尊感情は相互に影響しあっている可能性も考えられる。

布ナプキンは、月経痛や不定愁訴を改善するだけでなく、継続して使用することにより「有能感」を高め、「自尊感情や性の受容の改善にも役立つことが明らかになった」とのことである。

調査中、布ナプキンの使用を中断した学生が一人いるが、理由については触れられていない。調査後も学生たちが布ナプキンを使用し続けているかどうかも気になるところである。

調査に応じた学生たちは、卒業後、看護や福祉系の激務に就いても、吸収性に優れた使い捨てナプキンではなく、洗濯を必要とする布ナプキンを選択するのだろうか。むしろ、激務だからこそ、月経痛や不定愁訴を軽減できる布ナプキンを選択するに違いない、と考えるべきか。

いずれにしても、こうした布ナプキン使用についての調査報告は、ほとんどが心身にプラスの影響をもたらすという結論に至っている。

宮崎公立大学では、「月経に伴う諸症状改善の取組みの中で、選択肢の一つとして布ナプキンの使用を勧めて」いるが、六カ月以上布ナプキンを使用している学生三五名を対象に調査したところ、「八〇パーセント以上の学生が、六カ月以内に、月経痛の軽減、経血量、継続日数の減少、規則的な生理周期の獲得、皮膚トラブルや臭いが解消したと回答した。月経観が肯定的に変化し、不定愁訴が改善していることもわかった」という[14]。先に挙げた甲斐村・久佐賀の調査研究と、ほぼ同様の結果となっている。

それにしても、ナプキンを使い捨てから布に替えるだけで月経観が変化し、その結果、月経痛も改善してしまうとは。さらに有能感や自尊感情まで高まるとなれば、もはや布ナプキンは、単なる日用品の域を超えているということになろう。

じつは私も、五年にわたり一五〇人以上の女性に布ナプキンのモニターをしてもらっていたのだが、月経観が変わったとか、月経痛が改善したという感想は得られず、「動きづらい」「経血が漏れる」「洗濯が面倒」といった否定的な感想のみであった。かゆみを生じた女性もおり、聞けば、吸収性が悪く蒸れたとのことだった。

私自身が布ナプキンにさまざまな効用を期待しておらず、それがそのままモニターの感想に表れたのだろうか。モニター開始前に、得られるかもしれない効用について説明して

（14）松本美保・四方由美・南洋介「月経用布ナプキンを使用したＱＯＬ向上の検証」『Campus Health』四八巻一号、二〇一一年。

いれば、違った感想が得られたのかもしれない。もちろんそれは、暗示による効用に他ならないのだが。知り合いの産婦人科医から「布ナプキンが原因で膣炎を発症することがある」と聞くにおよび、布ナプキンのモニター調査はやめた（使い捨てナプキンでも膣炎を発症することはある）。

子宮内膜症増加の原因

甲斐村・久佐賀は、布ナプキンの使用によって月経痛が軽減した理由として、「布の保温性により冷えなくなったこと」も挙げている。また、使い捨てナプキンの吸収材として用いられている高吸収性ポリマーは、発熱時に額に貼り付ける冷却シート（「熱さまシート」「冷えピタ」など）にも用いられているため、体を冷やし、月経痛の原因になるという意見もある。

これについてメーカーに質問したところ、冷却シートもナプキンも、高吸収性ポリマーを使用してはいるが、「冷却シートは水分やメントールの成分などを含ませた状態のものを気化させて冷却する仕組み」、「一方、生理用ナプキンは、不織布シートやパルプで包み、吸収体の内部で経血を吸収する仕組みでございますので、冷やすような作用はございません」[15]とのことだった。

甲斐村・久佐賀の見解とメーカーの回答を前提とすれば、使い捨てナプキンが体を冷やすというよりは、布ナプキンに保温性があるため、[16]月経痛を軽減する可能性がある、というのが正しい解釈であろう。

この例が示すように、布ナプキンの効用を説く際に、そのメリットを重視する立場と、使い捨てナプキンのデメリットを重視する立場がある。

たとえば、「注目されているオーガニックコットンの生理用ナプキンについて」[17]という雑誌記事は、使い捨てナプキンの「有害性」を唱え、オーガニックコットンを使用した布ナプキン（以下、OCナプキン）に切り替えることによって、子宮系疾患が発症しづらくなり、月経痛も軽減すると説いている。

現在日本で私達が購入できる生理用ナプキンのほとんどは、石油から作られる化学合成ポリマーで出来ています。

この石油系ポリマー入りの生理用ナプキンが出回るようになってから、子宮内膜症

（15）ユニ・チャームお客様相談センター。
（16）布ナプキンは、経血や汗で一旦（いったん）濡れてしまうと、かえって体を冷やしてしまうこともある。
（17）樋渡志のぶ「注目されているオーガニックコットンの生理用ナプキンについて」『Aromatopia』八〇号、二〇〇七年。

などの子宮系疾患が比例するように多くなったといいます。（中略）このように粘膜は体内と体外の境界を守っていますが、生殖器も同様に、ウィルスや揮発性成分が簡単に入ってきやすい構造になっています。ナプキンをつければそれだけ蒸れやすくもなります。血を固まらすためのポリマー成分が揮発して、汗と一緒に膣に入ってくる可能性は高く、血が固まりレバー様状の出血や、場合によっては子宮筋腫の原因になるとも考えられます。

「〜といいます」「〜とも考えられます」と断定はしていないが、実際のところ、高吸収性ポリマーを用いた使い捨てナプキンの普及と「子宮内膜症などの子宮系疾患」の増加に、因果関係はあるのだろうか。

また、この記事では月経痛軽減の理由についてとくに触れられていないが、厚生労働省の研究班が女性一万人を対象に行ったアンケート(18)によると、月経痛で受診し、何らかの診断名を下された女性のうち、子宮内膜症が約二七パーセント、子宮筋腫(きんしゅ)が約一七パーセント、卵巣嚢腫(のうしゅ)が約一一パーセントと続く。

つまり、月経痛を訴える女性の四分の一以上が子宮内膜症であるため、かりにOCナプキンを使用することで子宮内膜症を発症しないで済むのなら、「OCナプキンを使うと月経痛が軽くなる」と言っても差し支えないだろう。

たしかに、子宮内膜症の女性は増加している。

二〇一二年四月に設立された「日本子宮内膜症啓発会議」の設立記念セミナーで講演を行った甲賀かをり医師（東京大学医学部附属病院准教授）によれば、「東京大学分院で産婦人科手術を受けた患者のうち、子宮内膜症が確認された割合は過去四〇年間で約三〇倍に増加」しているという。しかし、甲賀が子宮内膜症の患者が増加した理由として挙げているのは、「女性のライフスタイルの変化に伴う月経回数の増加」だけである。[19]

本書第一章「月経回数と生理用品の進化」の項でも触れたとおり、子どもをたくさん産み、母乳のみで育てていた時代の女性と比べると、現代女性の月経回数は格段に増えている。「子宮内膜症は月経を繰り返すことが原因で起こるため、現代女性は子宮内膜症のリスクが高くなってい」るのだ。[20] つまり医学的には、使い捨てナプキンの高吸収性ポリマーが子宮内膜症の原因とはされていないということになる。

とはいえ、OCナプキンの記事には、「生理用ナプキンが直接子宮系疾患の原因になっているというデータは把握できていませんが、OCナプキンに変えた多くの女性が、月経

(18) 厚生労働科学研究成果データベース。
(19) 日本子宮内膜症啓発会議ウェブサイト。
(20) 同（19）。

に関する不快感が軽減され、月経がわずらわしい物であると感じなくなったという事実は見逃せません」とある。医学的根拠がなくても、かりにそれが〝プラシーボ（偽薬）効果〟のような〝暗示〟によるものだったとしても、使用している女性自身に症状軽減の実感があるのならば、それはメリットと言えるだろう。

しかし、布ナプキンの販売業者が「月経痛が軽くなり、子宮系疾患の予防になる」という宣伝を行うと、医薬品医療機器等法第六六条の「効能、効果又は性能に関して、明示的であると暗示的であるとを問わず、虚偽又は誇大な記事を広告し、記述し、又は流布してはならない」という規定に違反する恐れがある。

使い捨てナプキン〝有害説〟

ＯＣナプキンについての記事のなかで、「揮発して、汗と一緒に膣に入ってくる可能性は高く、血が固まりレバー様状の出血や、場合によっては子宮筋腫の原因になるとも考えられ」ると説明されている高吸収性ポリマー。使い捨てナプキンのみならず、おむつにも使用されている高吸収性ポリマーは、果たして人体に有害なのだろうか。

社団法人日本衛生材料工業連合会（以下、日衛連）のウェブサイトによれば、「高分子吸収材」（高吸収性ポリマー）は吸水性樹脂工業会によって、次の四項目の試験において安全性が確認されているとのことである。

急性毒性試験（高分子吸水材を誤って飲み下した場合の急性毒性に対する安全性評価法）
皮膚刺激性試験（直接皮膚に付着した場合の刺激性に対する安全性評価法）
接触感作性試験（直接皮膚に付着した場合のアレルギーに対する安全性評価法）
膣粘膜刺激性試験（直接局部粘膜に接触した場合の膣粘膜刺激性に対する安全性評価法）

したがって、かりに誤って口にしてしまっても毒性はない。ただし大量に口に入れると、水分を含んで膨らみ、咽喉（いんこう）に詰まる可能性があるので、その点については注意が必要と書いてある。

念のため、「ポリマー揮発説」についてメーカーに問い合わせたところ、「高吸収性ポリマーは液体ではないため、沸点がなく、揮発することはありません。高熱で加熱すると分解され、炭化します。体の中に入って経血を固まらせるということもございません。なお、生理用ナプキンは、薬事法の医薬部外品の規制を受けており、同法に基づいて使用材料や製品の規格が規定されていますのでご安心いただければと存じます[21]」との回答を得た。

使い捨てナプキンの有害性を説く際に、高吸収性ポリマーとともに問題視されるのが、

(21) ユニ・チャーム調べ。

ダイオキシンである。ＯＣナプキンの記事も、「石油系ポリマー」（高吸収性ポリマー）の有害性に続いて、ダイオキシンの問題に触れている。

ナプキンやタンポンなどの生理用品の主な素材である綿やレーヨンの塩素漂白が原因で、ダイオキシンが検出されるなどの波紋をよび、メーカー側では酸素系漂白に切替えるなどの対応をしています。

「波紋」を呼んだということで思い出したのは、過去の『週刊金曜日』の記事である。保管してあった同誌を開くと、「生理用品――ナプキン＆タンポン――と女性のからだ」という特集が組まれており、「日本の生理用品はだいじょうぶ？」という記事のなかに「微量のダイオキシン　ナプキンから検出！」という見出しがあった[22]。

そこには、当時発売されていた二つの使い捨てナプキンについて、編集部が大学薬学部の研究室に調査を依頼したところ、それぞれ、総ダイオキシン類濃度〇・三三ピコグラム、〇・六二ピコグラムという数値が検出されたとあり、研究室の教授の「一ピコグラム以下という比較的低い濃度なので心配ないだろう」というコメントも掲載されている（一ピコグラムは一兆分の一グラム）。

また、ナプキンや紙おむつの原料となるパルプの漂白方法は、一九九八年までに、塩素ガスを使用する方法から、二酸化塩素を使用する方法へと替わっている。さらに、使用済みのナプキンを焼却する際に発生するダイオキシンについては、日衛連のウェブサイトに、次のような記載がある。

ナプキンは肌に触れる表面材、経血を吸収する綿状パルプと高分子吸収材などで構成される吸収体、防漏材、固定材などからなっています。これらの材料にはダイオキシンを発生するおそれのある成分は基本的に含まれていません。使用済みのナプキンには経血が付いていますから、使用後は衛生上からも焼却処理が適切な方法と考えています。

ナプキンは紙おむつと同様の構成材料を用いていますので、日衛連が衛生用品の焼却によるダイオキシンの発生量を確認するために、一九九八年（平成一〇年）四月、独自に使用済み大人用紙おむつを使って行った焼却実験を行いました。使用済み紙おむつの焼却によって排気中、または焼却残灰のダイオキシン量は、厚生労働省の廃棄物焼却炉の最も厳しいダイオキシン規制基準値0.1ng-TEQ/㎥N を大幅に下回る結果を得ています。したがって、使用済みナプキンを焼却処理しても環境への影響はないも

（22）『週刊金曜日』一九九九年一二月一七日号。

のと考えています。

高吸収性ポリマーについてもダイオキシンについても、何ら心配することはなさそうだ。

メーカーによる環境対策

ダイオキシンが発生しなくても、使い捨てナプキンを焼却処分することは、パルプの原料となる森林資源を使い続けることになる。日衛連のウェブサイトには、原料となるパルプとリサイクルについて、次のような説明がある。

紙おむつに使用されているパルプは、計画的な植林により管理されている針葉樹が原料です。しかも、針葉樹の間伐材や枝打ち材なども有効利用しています。一部報じられる熱帯雨林の乱伐材とは関係ありません。（中略）焼却処理される紙おむつが、焼却によって熱や電気に形を変えて有効に再利用されるのも立派なリサイクルと考えています。

メーカーによる植林の一例を挙げると、生理用ナプキン「エリス」シリーズを発売する大王製紙株式会社は、チリに東京二三区に相当する五万九〇〇〇ヘクタールの土地を確保し、その半分を植林、残りの半分は生物多様性への配慮から、天然材として人手を加えずに自然の状態で残している。オーストラリアでも広大な土地を確保し、毎年計画的に植栽、保育、伐採のサイクルを回すという植林事業を展開している。天然林や絶滅危惧種が生息する可能性のある地域では、定期的なモニタリングも行っているという[23]。

また、ユニ・チャームは二〇一五年から、使用済みおむつの再資源化プロジェクトに取り組んでいる。それ以前は、一部の使用済みおむつから「プラパルプ」（プラスチック）と低質パルプを取り出し、「プラパルプ」は固形燃料などにリサイクルしていた。新たなリサイクルシステムでは、回収した使用済みおむつを洗浄、分離し、取り出したパルプに独自のオゾン処理を加えることで、排泄物に含まれる菌を死滅させ、バージンパルプと同等の上質パルプとして再資源化することができる。

月経に対する過剰な意味づけ

こうしたメーカー側の見解や取り組みに対する批判もある。たとえば論文「生理用品の受容とその意義[24]」を著した横瀬利枝子は、パルプの原料となる針葉樹について、「伐採に

(23) 大王製紙ウェブサイト。大王製紙エリエールお客様相談室。
(24) 『人間科学研究』第二二巻第一号、二〇〇九年所収。

よる原生林の回復には百年単位の年月が必要であり、天然材の植林への転換は生態系の完全な消滅につながる」と述べ、資源問題、ゴミ問題、その他の視点から、布ナプキンを推奨している。

「汚物」として扱われた使用済みナプキンが、「洗濯物」に変わることによって、女性は、生理自体をよりポジティブに捉えられるようになり、生理に内在する、身体観・自然観・生命観を取り戻し、さらに自分自身を解放して行くと考えられる。

「『洗濯物』に変わる」ことで生じる水質汚染を考慮すると、布ナプキンと使い捨てナプキンの環境への負荷はほとんど同じという報告もあるので[25]、環境への配慮を重視しての布ナプキン使用であれば、洗濯方法についての注意喚起も必要であろう。それはさておき、横瀬は布ナプキンを使うことで、月経を「よりポジティブに捉えられるようにな」ると説いている。

OCナプキンの記事にも、「月経は通常ならば毎月訪れる女性だけのイベントだからこそ、よりポジティブに快適に過ごしたいものです」とあるので、OCナプキンの使用によって、月経に対して「ポジティブ」になれるということなのだろう。

先に触れた甲斐村・久佐賀の研究によれば、月経観が肯定的に変わると月経痛や不定愁訴に改善が見られるとのことなので、それが事実ならば、月経期間を「ポジティブ」に過ごすことは、大切なことだといえる。

しかし本書で明らかにしてきたように、女性が月経期間を「ポジティブに快適に過ごせる」ようになったのは、使い捨てナプキンの登場に負うところが大きい。いざという時には、吸収性や防漏性に優れる使い捨てナプキンを使い、そうでない時は布ナプキンを使用するという女性も少なくない。使い捨てナプキンがあるからこそ、布ナプキンを使おうという余裕が生まれてきたという側面は否めない。

横瀬自身、同じ論文の中で、使い捨てナプキンの登場が「憂鬱で不快、不安で緊張感に満ちていた生理時の女性の身体感覚を、日常とさして変わらぬ生活の出来る身体感覚に変化させるのに、影響を及ぼし」、その普及によって「女性は、『生理』に対して積極的な意識を持ち始め、穢れ観を希薄化させ、自らを解放しつつある」「生理用品の変化が、女性の意識を変えるひとつの要因となったと推察される」と述べている。

このように横瀬は、使い捨てナプキンが及ぼした影響を評価しつつも、「それゆえに、メーカー間の熾烈な競争を生み、その一方で、皮膚障害などの女性の体への影響と、原料[26]

(25) イギリス環境省ライフサイクルアセスメント報告書ほか。
(26) 「など」とあるが、論文中横瀬は「皮膚障害」以外の「体への影響」を挙げていない。

の資源確保、ゴミ処理などの環境への影響など、新たな多くの問題を呈している」と、現在の使い捨てナプキンのあり方を問題視している。さらに「生理用品のカブレの現状に対して、社会の動向は、製品の改良を進める姿勢よりも、女性専用の痒み止めを販売すると言う対症療法的なものに傾いている」とも指摘している。

たしかに、使い捨てナプキンがかぶれやかゆみを生じさせることはあるが、先述のとおり、メーカーはこうした症状を防ぐことがナプキンの付加価値であると認識し、改良に取り組んでいる。つまり、「メーカー間の熾烈な競争」が「皮膚障害」の起こりづらいナプキンを生み出しているといえる。

さらに横瀬は、使い捨てナプキンを「皮膚障害を起こす」という一点から、「安全性」が欠如したものと捉え、次のようにまとめている。

メーカーのコマーシャリズムによって、女性自身が、生理用品の身体に及ぼす影響よりも、利便性を求め、安全性を追求しないならば、女性の意識からは、自らの生理を通して得られる、身体、自然、さらには生命と交流しているという、かけがえのない感覚も薄らぎ、経血の本来持つ意義をも忘れ去られるであろうと考えられる。女性は、自らの生理を通して感得していた、生理に内在する身体観、自然観、生命観を再認識することによって、真の社会進出、自己実現をなし得るであろう。

布ナプキンという選択肢も認知されている現在、それでも使い捨てナプキンを選択するということは、そこに「利便性」を優先する意志が働いているからであり、コマーシャリズム（商業主義）のせいではないだろう。

また、「生理に内在する身体観、自然観、生命観」について説明がないため、何を指すのか不明だが、それを「女性は、自らの生理を通して感得していた」のだろうか。どの時代においても、女性の経験を一括りにすることはできず、月経についても「かつての女性はこうだった」と見なすことは、幻想の域を出ない。

「経血の本来持つ意義」も何を指すのか不明だが、いずれにしても横瀬は、「生理に内在する身体観、自然観、生命観」や「経血の本来持つ意義」を蔑ろにすると、「道具的身体観を生み出し、愛・性・生殖の分断という、新たな問題にも少なからず影響を与える」と考えている。

そもそも「愛・性・生殖」は一つながりのものなのか、その「分断」は「新たな問題」なのかといった疑問はさておき、使用するナプキンと「身体観、自然観、生命観」などに関連性を見る立場は、横瀬の論文に限らない。

「プラスチックナプキン」批判

先に触れた宮崎公立大学による布ナプキン使用についての調査研究では、使い捨てナプキンを「ケミカルナプキン」と呼んでいる。また、論文「布ナプキンを通じた月経観の変容に関する研究――『存在する月経』への選択肢を求めて[27]」を著した小野千佐子は、使い捨てナプキンを「プラスチックナプキン」と呼んでいる。いずれも、いかにも体に悪そうな呼称である。

小野は「プラスチックナプキン」という呼称について、「高分子吸収体、不織布、防漏材からなる使い捨ておむつを英語では plastic pants もしくは plastic diapers と呼び、布おむつと区別している。日本では紙オムツと呼ばれるが、厳密には原材料の点から検討して適切でない。そこで、同じ形状の使い捨てナプキンをプラスチックナプキンと命名し、布ナプキンと区別していくことにする」と書いている。

英語でも使い捨ておむつはそのまま disposable diaper（disposable nappy）であり、plastic pants はおむつカバーか、あるいはまったく別のものを指していると思うのだが（ちなみに使い捨てナプキンは sanitary napkin あるいは sanitary pad）、それはさておく。

小野は、「プラスチックナプキンに付随する用語である処理と汚物について述べていく」とし、次のような論を展開している。

薬事法で使用されている月経処置に関する用語が、月経処理である。（中略）処理という用語は始末をつけるという意味であり、不要なものの後片付けをすることである。既に、前章で月経のメカニズムについて確認したとおり、月経は周期性のある女性の脳によっておこる身体的生理機能であり、必要不可欠なものである点を踏まえれば、処理は不適切な用語であるといえる。

薬事法（二〇一三年に「医薬品医療機器等法」に改正）で使われていた用語は「生理処理用品」であり、「経血を処理吸収することを目的とするもの」と説明されていた。したがって、処理の対象は月経ではなく、排出された「経血」である。

経血は「汚物」か否か

小野は使用済みナプキンを「汚物」として処理することは、「月経を生理と呼び女性の健康な身体的特性を否定することと同様のことであり、月経の受容を女性自身が阻むことに通じる」と批判する。

(27)『同志社政策科学研究』第一一巻第二号、二〇〇九年所収。

使用済みのプラスチックナプキンは、汚物として処理される。加えて、経血もプラスチックナプキンとともに汚物となり、多くの女性が経血とプラスチックナプキンを目の前から早く消去したいと願っている。このことは前節で述べた「アンネナプキン」の七つの開発目標[28]のひとつに、水洗トイレに流せることが挙げられていることに象徴される。また、高吸収のプラスチックナプキンにより、女性は経血の漏れを気にせず、月経がない日と同様に行動がとれるようになった。しかし、身体的生理的機能による出血はあり、その出血を厄介なものと見なし、汚物と呼んでいる。このことは、月経を生理と呼び女性の健康な身体的特性を否定することと同様のことであり、月経の受容を女性自身が阻むことに通じるといえる。

先に引用した横瀬利枝子の論文にも、布ナプキンを使用することで、「『汚物』として扱われた使用済みナプキンが、『洗濯物』に変わる」とあった。こうした見方は、布ナプキンのメリットと使い捨てナプキンのデメリットを論じる文献に共通している。しかし、布ナプキン使用者のなかにも、経血を「汚れ」と認識している女性はいる。経血を「汚れ」「汚物」と見なすかどうかは、布ナプキンを使用しているか、使い捨てナプキンを使用しているかにかかわらない。

また、使い捨てナプキンが登場する以前から、経血処置に使われた脱脂綿や紙が、「汚物入れ」や汲み取り式便所に捨てられていたが、これは「消去」することにならないのだろうか。アンネナプキンは、経血処置に使われていた脱脂綿が水洗トイレに詰まるという問題から着想を得た商品であった。

さらに、高吸収の使い捨てナプキンによって経血が「厄介なもの」と見なされるようになったということだが、むしろ厄介と感じなくなった女性のほうが多いのではないだろうか。

〝経血不潔視〟と〝月経不浄視〟の混同

使用済みナプキンを「汚物」と呼ぶことの可否について、もう少し考えてみたい。

布ナプキンの使用が月経観を肯定的に変え、月経痛や不定愁訴を軽減し、有能感も高めると結論づけた甲斐村美智子、久佐賀眞理による論文は、「月経処理容器を『汚物入れ』と呼ぶ習慣に着目し、使い捨てナプキンを使用する一般的な月経処理方法が『月経は不潔なもの』という意識を若年女性に刷り込み、否定的月経観の形成に繋がり、それが不定愁訴の前提にあるのでないか」という仮説に立っていた。

横瀬利枝子の論文は、「サニタリーボックスへと呼び名も容器も変化してはいるが依然

（28）「開発目標」というのは誤りで、完成した製品の「特長」である。

として使用済み生理用品処理容器を、『汚物入れ』とする現実」を問題視し、小野千佐子の論文は、経血を「汚物」と呼ぶことが、「月経の受容を女性自身が阻むことに通じる」と説いている。

使用済みナプキンを捨てる容器を「汚物入れ」と呼ぶことに対する批判は、『女たちのリズム——月経・からだからのメッセージ』（一九八二年）以来、しばしば目にする。同書がまとめられた八〇年代は、まだ日常の中に月経を卑しむ風潮が存在していたため、私も違和感を覚えなかった。しかしその後、経血がＨＩＶやＢ型肝炎ウィルスなどを媒介する恐れもあるため、「汚物」扱いしたほうが安全ではないかと考えるようになった。

今日、「サニタリーボックス」や「トイレコーナー」といった商品名で出回っているそれは、大人の間では「使用済み生理用品の入れ物」という暗黙の了解があるが、小さな子どもにとっては謎の容器である。公園や商業施設などのトイレで好奇心にかられ、中身を触らないとも限らない。子どもには「汚物入れ」でも伝わらないだろうから、触らせない工夫が必要である。最近では、使用者、清掃者の双方の衛生に配慮した製品も増えてきた。

自分の経血は別としても、他人の経血を「不潔」と見なすことは当然であろう。病院では、血液の付着したガーゼや包帯、脱脂綿などは感染性廃棄物として扱われる。

経血を不潔と見なすことと、月経という生理現象を不潔、不浄と見なすことは、まったく異なるのだが、混同して論じられることがままある。

本書第二章の「月経はなぜ不浄視されるようになったのか」の項で紹介した功刀（くぬぎ）由紀子の説にあるように、経血による感染症の媒介が、月経不浄視の発生要因と考えられるならば、その危険性を払拭（ふっしょく）する努力こそが、月経不浄視の根絶につながるのではないか。経血に対する適切な扱いを不浄視と混同し、批判することは、むしろ月経に対する忌避を据え置くことになるだろう。

横瀬は、「汚物入れ」の呼称のみならず、生理用品購入時に不透明な袋が用いられることにも「穢（けが）れ観」すなわち不浄視を見て取るが、では同じ扱いをされるコンドームや育毛剤も不浄視されているだろうか。生理用品がいまだに隠される傾向にあることは認めるが、それは不浄視によるものではない。

宗教世界などごく限られた界隈（かいわい）で根強く生き続ける月経不浄視と、これらを混同することは、不浄視の問題を考える際に混乱を招く。

経血や使用済みナプキンを汚物と見なすことを否定的に捉える背景には、かつての月経（経血）不浄視に対する反動があると思われる。しかし、その反動のあまり、経血に「意義」を見出（みいだ）そうとしたり、神秘化したりすることは、結局は不浄視することと紙一重ではないだろうか。月経や生理用品にイデオロギーを持ち込むことは、「女性」性に過剰な意味づけを行うことになり、結局は女性たち自身を縛り付けることになる。

「生理」は「月経」の〝代用語〟か

小野千佐子は、月経を「生理」と呼ぶことが、「女性の健康な身体的特性を否定する」と述べているが、この用語の問題についても考えてみたい。

「月経」という〝正式用語〟ではなく、「生理」という〝代用語〟を使うことに対しての批判も、『女たちのリズム――月経・からだからのメッセージ』（一九八二年）に見られる。しかし、「汚物入れ」という呼称に対する批判と同じく、同書がまとめられた当時としては、違和感を覚えなかった。

その後、小野清美が『アンネナプキンの社会史』（一九九二年）において、月経は昔から「いろいろな呼び名をされてきたが、本来いちばんなじんでいた『月経』という言葉は正しくは医学用語である。この言い方は、明治時代から定着していたのである。ところが昭和二十二年四月七日に公布された『労働基準法』の第六十七条にはじめて『生理日』『生理休暇』という言葉が使われ、『月経』は『生理』という言葉にとって代わられる」と述べ、以後、これに依拠し、労働基準法制定以来、「生理」という〝代用語〟が使われるようになったと書く文献が後を絶たない。小野千佐子の論文も、横瀬利枝子の論文も例外ではない。

しかし「生理」という用語は、すでに一九二〇年代には生理休暇獲得運動において使われており、活字としても残っている。労働基準法で「はじめて」使われたわけではない。

同法において「月経」ではなく「生理」という用語が採用された理由については、生理休暇を申請する際の女性の羞恥心(しゅうち)に配慮したという側面が大きかったようだ。[29]

また、同法制定の責任者だった厚生省労働保護課長の寺本廣作が、草案作業中、「そんなきたないものまで書くのですかネ」と生理休暇の規定を入れることに反対したという記録が残っていることから、[30]当時は「生理」という用語に、月経を否定的に捉える価値観が表れていたといえる。しかし、今日それは当てはまらないだろう。

不浄視や羞恥心によって、「月経」と口にすることが憚(はばか)られた時代があった。一九六〇年代の「アンネ」という〝代用語〟を経て、ためらいなく「生理」と言える時代になった。今日、「生理」こそが女性の出血現象を指す最も一般的な用語となっている。

「生理」には別の意味もあるため、正確を期すならば「月経」を用いたほうがよい。しかし「生理」を使ったからといって、「女性の健康な身体的特性を否定する」ことにはならない。

(29) 松岡三郎『合理化と労働基準法（増補改訂版）』労働旬報社、一九六八年。
(30) 松本岩吉『労働基準法が世に出るまで』労務行政研究所、一九八一年。

コマーシャルは経血をリアルに表現すべきか

小野千佐子はまた、「マスメディアとプラスチックナプキンメーカーには、月経をあからさまに表現することを憚る風潮がある」と述べ、日本民間放送連盟の放送基準（「秘密裏に使用するものや、家庭内の話題として不適当なものは取り扱いに注意する」という条文）や、日衛連が設けた生理用品についての広告自粛要綱[31]を引用し、「このようなことは、月経を女性の身体的生理機能として自然なことと見なさず、（中略）隠すべき個人的問題としての月経観」を継続させると批判している。

しかし、テレビコマーシャルというものは、番組の合間に一方的に見せられる類(たぐい)のものであるため、視聴者には選択の余地がない。個人的には、民放連放送基準は「広告の取り扱い」の章に限らず、保守的傾向が強いと感じるが、規制はあって然(しか)るべきと考える。そしてメーカー側は、むしろこの基準に悩まされてきた[32]。放送局やメーカーが多様な価値観に配慮して最大公約数的対応を行うことは、企業として致し方ない。

二〇一七年にヨーロッパの生理用品ブランド[33]が、「月経のタブーをなくす」「ありのままを伝える」というコンセプトのもとに、シャワー中に経血が流れ落ちる様子など、月経時の女性をありのままに捉えたキャンペーン動画を公開し、日本でも話題になった。最も注目されたのは、経血を模した液体の色を青ではなく、本来の色である赤で表現した点だった。

たしかに、月経がタブー視されてきた歴史を振り返れば、「ありのままを伝える」ということは重要であり、この動画は評価できる。しかし、すべてをさらけ出さなくても、タブー視は払拭できるということも踏まえておきたい。

そもそも、日本の月経タブー視を短期間で軽減したアンネ社のコンセプトは、広告に「血液とか経血とか、要するに血という文字も使用しない」というものであった。「出血の多い日、少ない日が生理期間中にはあるが、その表現は『日と量によってお使い分けください』となる。決して出血とはいわない。視覚に映る〝血〟という文字は、凄惨でこそあれ、決して清らかで平和ではない」。コマーシャルで青い液体を使ったのもアンネ社が最初だった。

「血」から怪我や死など良からぬ連想をしてしまう人もいるだろう。また、経血を「排泄物」だと考えている人にとっては、リアルな経血を見せられるのは、おむつのコマーシャルで糞尿（ふんにょう）を見せられるようなものだ。

「コマーシャルのせいで、経血は青いと思っている男性もいる！」とさも問題であるかの

(31) 二〇一四年に改訂。一般的な食事時間には放送しないといった規定がある。
(32) 第三章注（86）。
(33) ストックホルムに本社を置くグローバル企業 Essity（エシティ）が展開する「Libresse」や「Bodyform」などのブランド。

ように言う人もいるが、それは瑣末なことである。当たり前だが、メーカーは商品を売るためにコマーシャルを作っている。対象としているのは有経女性なので、商品の特長(吸収力や使用感、サイズなど)が伝われば十分なのだ。

ヨーロッパで公開されたキャンペーン動画では、月経中の女性の気だるい表情も映し出されている。これに対し、日本のメーカーのコマーシャルでは、ナプキンをつけた女性たちが普段よりも活き活きと街を闊歩したり、熟睡できたりしている。小野は、日本の生理用品メーカーのコマーシャルが「ネガティブ」な月経観を形成したと主張するが、むしろ不自然なほど「ポジティブ」なイメージを付与しているのだ。しかし、コマーシャルとはそういうものだろう。

「月経のタブーをなくす」「ありのままを伝える」ことを目的としたヨーロッパのキャンペーン動画は、月経に対する姿勢を「ネガティブ」あるいは「ポジティブ」などと単純化することがナンセンスであるということを端的に示している。

小野はまた、生理用品購入時に「不透明な袋に入れて渡されること」についても「企業主導により月経をあからさまに表現することを憚る風潮を作りだし維持している」と批判しているが、これも多様な価値観に対する最大公約数的対応といえる。生理用品を不透明な袋に入れないことで文句を言う客もいよう。店側はそういう客に対して、「月経を女性の身体的生理機能として自然なことと見なしてください」と言える立場にない。ほかの商品と同様に扱うことを求める客が増えれば、店側も変わっていくだろう。

〝メーカー陰謀論〟

小野は、「プラスチックナプキンを使用しての月経処置は、『存在しないことにする月経』を目指してきたことであり、これに対して、布ナプキンを使用しての月経処置は、『存在する月経』を目指すことだ」と述べている。

たしかに、経血が漏れず、動きを制限せず、ファッションを制限せず、洗濯の必要がないことから、使い捨てナプキンは月経を「存在しないこと」にしてしまった、と言えなくもない。しかしそれは、多くの女性たちが望んでいたことなのだ。

第一章の終わりに書いたように、ナプキンが進化したことで、経血が漏れるという「粗相」が「あり得ないこと」として捉えられる傾向があるが、それは行き過ぎた〝月経の透明化〟である。しかし、「粗相」をなくしたことが月経を「存在しないこと」にしたとはいえない。

そして忘れてならないのは、本書の第三章で明らかにしたように、それまで「隠されていた」つまり「存在しないことにされていた」月経が当たり前の生理現象として見なされるようになったのは、使い捨てナプキンの登場に負うところが大きいということだ。

小野は、「装置産業によって次々に新商品が発売され経血を汚物として処理し、月経を隠」そうとする社会では、「たとえ月経痛があっても我慢し、あるいは鎮痛剤を内服して個人の身体的問題として対処することが望まれている」と述べているが、そうだろうか。「プラスチックナプキン」が登場する以前、例えば明治、大正時代の女性たちも月経痛に悩み、婦人雑誌の相談欄に投稿していたが、得られる回答は心許ないものばかりだった。『婦人衛生雑誌』の同じ号に、「氷嚢にて下腹部を冷やし又蛭を付けなどする」と冷やすことを勧める回答と「下腹部に罨法を行ひ或は食塩水若しくは芥子湯の熱きものにて坐浴をなせ」と温めることを勧める回答が併記されていたこともある。[34]

また、「医師に頼んで莫比の注射又は莫比〇・〇一を頓服することゝなさい。併し是は何れも医師の差図（原文ママ）を受けぬと若し分量でも違うと生命にも関係しますから其御積りで」[35]という回答もあった。「生命にも関係」するなどと言われたら、それこそ「月経痛があっても我慢」したであろう。

現代では、「装置産業によって次々に」安全で有効な鎮痛薬が発売され、ドラッグストアで手軽に入手することができる。これは歓迎すべきことではないだろうか。もちろん、安易に薬に頼ることを勧めているわけではない。しかし、月経痛にも軽重があり、薬に頼らざるをえない女性もいる。市販の薬では効かず、婦人科で処方してもらう女性も少なくない。もちろん、こうした女性たちが否定的な月経観の持ち主だとは限らないということも付け加えておきたい。

小野は「月経は女性の身体的生理機能であり、女性が暮らすあらゆる地域で、時代を超えて女性の身体におこる現象であるにもかかわらず、その処置用品は装置産業における企業の利潤追求の市場のひとつになっている」と、あくまで「プラスチックナプキン」メーカーを批判する。

こうした批判は、横瀬の論文や、甲斐村・久佐賀の論文にも見られる。

横瀬は「商品としての生理用品は、さらに、表面的な利便性を強調し、女性の生理を商品化していくと考えられる」と述べ、甲斐村・久佐賀は、「企業は使い捨てナプキンなしでは月経の手当てができないという意識を女性たちに植え込み、生殖に直結する月経を市場化してしまった。使い捨てナプキンは多くの恩恵をもたらしたことは事実だが、静かに女性たちの月経に対する意識を支配し、無意識の内に女性性を否定させる方向に進んできたようにも思われる」と述べている。

しかし、企業とはそもそも「利潤追求」を目的とした組織であり、税を納めることで社会に貢献している。私が取材した限りでは、いずれの生理用品メーカーも、より快適な製品を提供しようと努力しているように感じられた。

(34)『婦人衛生雑誌』第一八九号、一九〇五年。
(35)『婦人衛生雑誌』第一八四号、一九〇五年。

少なくとも布ナプキンには、「繰り返し使える」「ゴミが出ない」という明らかなメリットがある。ゴミを減らしたい、洗濯が苦ではないという女性は、試してみる価値があるだろう。こうしたメリットを多くの女性たちに知らしめ、布ナプキンを普及させることには意義がある。

しかし、そのために使い捨てナプキンを不当に貶めたり、メーカーを批判したりすることは、かえって布ナプキン普及の足枷になってしまうのではないだろうか。

「ポリマー揮発説」に象徴される〝使い捨てナプキン有害論〟や、〝メーカー陰謀論〟を唱え、布ナプキンと使い捨てナプキンについて二項対立の図式を描くことが、有経女性たちのためになるとは思えない。

布ナプキンの自然な広がり

布ナプキンの製作と販売を行う「Natural＊Eco」を運営する柴垣香は、布ナプキンに過剰な意味づけをしない。自身が布ナプキンの使用によって、長年苦しんだ月経痛から解放されたが、その理由を「かぶれが治って、ストレスがなくなったため」と分析する。使い捨てナプキンについては「まだ歴史が浅く、データもない」として、その有害性を否定はしないが、利便性も認め、臨機応変に使い分けることを提唱している。

「Natural＊Eco」の布ナプキンは、シンプルなものからカラフルなものまでさまざまで、オーダーメイドもできる。花柄のナプキンなどは、誰かに贈りたくなるような華やかさで、初期投資と洗濯の手間を天秤にかけても、使ってみたいと思う女性が多いのではないだろうか。

布ナプキンは、自分で手作りすることもできる。山浦麻子著『布ナプキンはじめてBook——生理をここちよく』（泉書房）は、タオルハンカチや着なくなったシャツなど、手近な布から簡単にナプキンを作る方法を教えてくれる。なにより「（引用者注・布ナプキンが）気になって落ち着かない……そんなときには迷わず使い捨てナプキンを選べばいいんです！　気分よく生理を過ごすためには布でも使い捨てでも、そのときの自分にとって安心できるものを選ぶのがいちばんです」と、押し付けがましくない。「自然観」「生命観」などと大上段に構えず、自分が使いたい生理用品を使えばいいのだ。オーダーメイドに限らず、手作りしたり洗濯したりする時間的、精神的余裕を考えると、布ナプキンは「贅沢品」と言えるかもしれない。

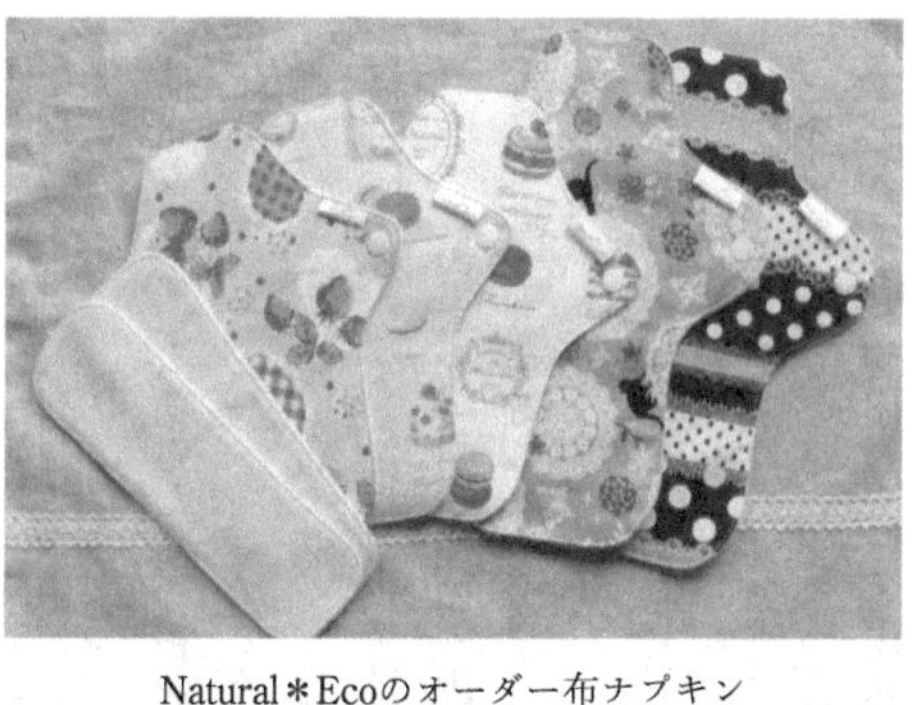

Natural＊Ecoのオーダー布ナプキン

　また、念のために持っていることで、使い捨てナプキンが店頭から消えるという不測の事態（これまででは、オイルショック、東日本大震災の際）にも対応できる。被災地では水道が使えないこともあるため、被災地以外の地域では布ナプキンを使用し、被災地には優先的に使い捨てナプキンを送ることができれば、ささやかな被災地支援となる。

　雑貨店でかわいい布ナプキンを見つけ、試しに使ってみたら使い心地がよかったとか、初経時にプレゼントされて以来愛用しているが、とくに問題を感じないといった理由で布ナプキンに親しみ、長時間の外出や旅行の際には使い捨てを用いるといった臨機応変な使い方が自然と広がることで、「不必要な」使い捨ては徐々に減っていくだろう。

使い捨てナプキンと「サステナビリティ」

　すでに触れたように、使い捨てナプキンを使用することは環境破壊につながるため、布ナプキンを使用すべきだという意見がある。しかし、日本の有経女性の圧倒的多数が使い捨てナプキンを使用している現状では、使い捨てを使用しながら環境へ配慮する方策を探ることも必要であろう。

　今日では、いずれのメーカーも「サステナビリティ（持続可能性）」を意識し、それに対する取り組みをウェブサイトなどで公開している。商品選択の際に、性能や価格のみならず、こうした情報も参考にすることによって、メーカーは「環境への配慮」が商品の付加価値となることを再認識し、より取り組みを深めるはずである。

　布ナプキン使用者の増加、つまり使い捨てナプキン離れも、メーカーの取り組みを後押しすることになるだろう。メーカーが、使い捨てナプキンの技術を部分的に活かした布ナプキンを開発・販売するといったことも起こるかもしれない。

　使い捨てナプキンと布ナプキンについて、二項対立の図式を描くよりも、それぞれのメリット、デメリットを正しく捉え、生活に活かすことが大切ではないだろうか。

　国内では需要が減る一方であるため、生理用品メーカーは新たな市場を求めて、アジアへ進出している。その結果、日本国内とは比較にならない規模の資源やゴミの問題が浮上してくることは明らかである。すでに使い捨てを問題視し、布ナプキンという選択肢も与えられている日本の有経女性の取り組みが、今後の使い捨てナプキンの在り方に、多少なりとも影響を及ぼすであろう。

レンタルナプキン――日本人には抵抗あり？

　現代の日本で愛用者を増やしつつある布ナプキンは、自分専用のものを購入、あるいは手作りし、使用後は自分で洗濯するという方法が一般的だが、「業者から定期的に送られてくるナプキン（引用者注・布ナプキン）を必要に応じて使い、それらを汚れたままためておき、月経が終ったら油紙にくるんで送り返す」という「貸しナプキン」制度が、かつてフランスに存在した。

評論家の渡辺圭が一九八〇年に書いた「生理用品国際比較」という記事によれば、それは日本の大正時代にあたる時期にはすでに行われており、「つい数年前までフランスの田舎では生き続けていたのだそうだ。いかにも保守的でつましいフランス人らしい忍耐強さだ」[36]とある。

使い捨てナプキンが日進月歩の進化を遂げていた一九八〇年頃の日本人にとっては、「まだ布ナプキン？」という感覚であっただろう。しかし、布ナプキンが「環境に優しい」「体に優しい」と愛用者を増やしている現代の感覚からいえば、布ナプキンの「欠点」といえる洗濯の手間が解決されたこの「貸しナプキン」制度は、「保守的」というよりもむしろ画期的である（もちろん、「経血と向き合う」ことに意味を見出す立場からは、支持されないとは思うが）。

使用済みナプキンを家庭ではなく業者が洗濯するというこの制度の背景には、水の問題があった。当時、フランスで生活していた日本人女性は、渡辺に「フランスは水が硬質でございますでしょ。ですからお洗濯してもよく落ちませんの。それで専門のところで洗って頂くわけなんですの」と説明している。

でもねえ、いくらお仕事とはいってもよその方に洗って頂くなんて、あたくしどもにはとてもできませんわ。それにどなたが使われたかもわからないものを使うなんて、あなた、気味が悪うございましょ。ですからあたくしは一回も使ったことはございませんの。でもあちらの方はみなさん、殺菌してあるから自分で洗うよりもずっと衛生的だっておっしゃってね。結構利用してらっしゃいましたよ。

もし日本の水が硬質だったとしても、「貸しナプキン」制度は流行らなかっただろう。渡辺も指摘しているが、そこには「月経や経血に対する考え方」が影響している。フランスで「貸しナプキン」が「結構利用」されていた大正時代、日本では月経帯が発売されていたものの、多くの女性は手作りの丁字帯と紙や脱脂綿を組み合わせた処置を行っていた。

第一章の「経血処置の記憶」で紹介した、一九二三（大正一二）年に初経を迎えた女性は、「生理の話をするなんていうのは、まったくのタブーで、母や姉とも話したことはなかった」。使用済みの丁字帯を「バケツの水につけて洗って、物置きの中に干したのよ。ほんとうは日光にあてて消毒すればいいんだけど、その当時は、不浄なものだからお日様にあてちゃいけないって母に言われたのよ。それから、もちろん、人に見せるべきもので

（36）第三章注（5）。

もないというのでね。——だけど後から、私は物置きに干すのが気持ち悪くて、ちょっとでも日光や風のあたる、誰にも見えない場所を捜してそこへ干したけれどもね」と語っている。

「不浄」で「人に見せるべきものでもない」ものを業者に託すなどという発想が浮かぶはずもない。生理用品については長年、衛生観念よりも、「隠す」ということが優先されてきたのである。

では、月経禁忌がほぼ過去のものとなり、布ナプキン愛用者が増えつつある今日の日本であれば、「貸しナプキン」制度は成立するのだろうか。調べたところ、現時点では「レンタルおむつ」の業者はあるが、「レンタルナプキン」業者を見つけることはできなかった（テーブルナプキンのレンタル業者はたくさんある）。

「レンタルナプキン」が成立しない背景には、禁忌や衛生・不衛生の観念ではなく、「羞恥心」があるのかもしれない。おむつを借りたり返したりするのは使用する本人ではないが、ナプキンの場合は、女性本人である。今後、布ナプキン使用者の増加を背景に「レンタルナプキン」業者が登場したとして、どのくらいの需要があるのか興味深い。

さまざまな経血処置法

渡辺圭は、「生理用品国際比較」のなかで「月経カップ」に触れている。

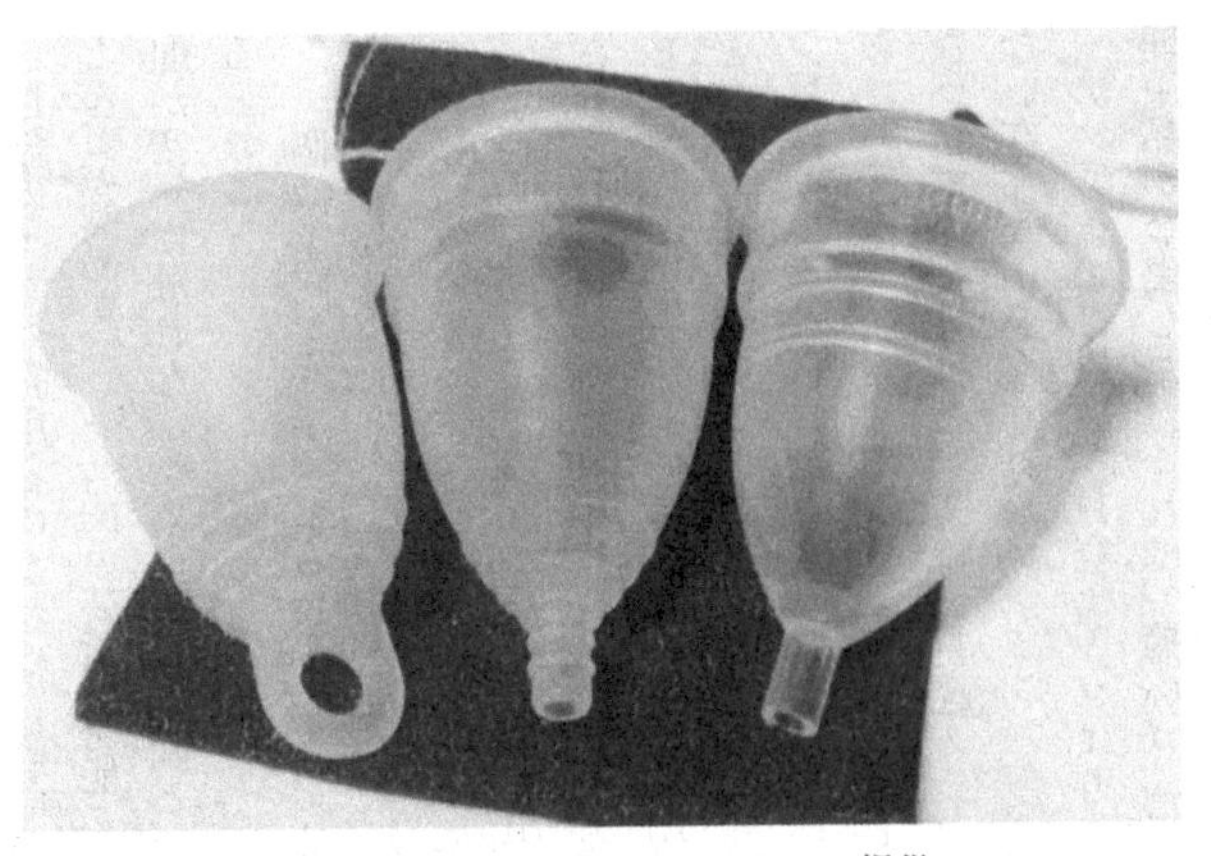

月経カップ各種。写真はNatural＊Eco提供。

月経カップとは、膣内に装着し、一定量の経血をためられるシリコン製あるいはTPE製の小さなカップのことである。一九三〇年代にアメリカで開発、製品化された。渡辺が触れているのは、アメリカの「タサウェイ」という商品で（現在は販売されていない）、「ここ数年は『いちじくの葉以来の発明』との評判もとっている」とある。

現在、アメリカでは一〇代の少女たちも使用するなど、かなり普及している。日本では、ドイツ製の「メルーナカップ」やアメリカ製の「エヴァカップ」、カナダ製の「ディーバカップ」等を専門店、あるいは通信販売で入手することができる。最近、徐々に愛用者が増えており、ドラッグストアの店頭でも見かけるようになった。二〇一七年には日本製の「ローズカップ」も発売されている。

月経カップの愛用者によれば、経血が漏れる心配がない、長時間交換の必要がない（ほとんどの製品が、一二時間の装着が可能）、蒸れない、プールや温泉にもそのまま入れる、経血が空気に触れないため臭わないなどいいこと尽くめで、最も制限の少ない生理用品であるとのこと。

一個数千円と、ナプキンやタンポンと比較すると高額だが、一〇年は使用できるため（使い方次第では半永久的）、長い目で見れば経済的である。

また、月経カップは圧倒的に「環境にやさしい」生理用品でもある。メーカーによれば、「アメリカでは年間約一三五億の生理用ナプキンと六五億のタンポンがゴミ収集所に投棄されている。このため、同製品に変えることで、最終的に捨てられる生理用ナプキンやタンポン、（引用者注・使用済みの）生理用品を巻くトイレットペーパー、生理用品の袋などを大幅に減少することができる」(37)。

月経カップが日本であまり普及していないのは、第一に情報が少ないためであろう。さらに、膣内に装着することに抵抗を感じる女性が少なくない。タンポンさえあまり使用しない日本の女性にとっては、月経カップはハードルが高い、あるいは必要性をあまり感じない存在なのかもしれない。

アメリカでは最近、月経カップよりさらに制限が少ないという「月経ディスク」なる生理用品が登場した。これは、薄いゴムでできており、外子宮口に装着し、経血をためるというしくみである。

渡辺圭はさらに、アメリカで行われていた「十五分月経法」、すなわち「月経が始まったら子宮に管を通し、本来なら二、三日かかってはがれ落ちる内膜を一気に吸いとってしまう」方法も紹介している。「目下その安全性や、〝ミニ中絶〟と呼ばれるように中絶も可能な方法であるため、その法律的見解などをめぐって、さまざまな議論がたたかわされている」とある。

これは「月経吸引法」あるいは「月経調節法」と呼ばれる方法で、一九七〇年代初頭、アメリカのフェミニストたちによって始められ、一九七三年に同国で妊娠中絶が合法化されるまで、中絶法としてよく知られていた。現在も、中絶が認められていない国では、根強く支持されている。妊娠中絶に比較的「寛容」な歴史を持つ日本では、「月経吸引法」はほとんど知られていない。

渡辺圭は、「生理用品国際比較」の記事の最後を「八〇年代には、月経処置の方法も大変革をとげるかもしれない」と結んでいる。しかし日本では、「月経カップ」が一般化することもなく、今日では布ナプキンが人気を集めつつある。使い捨てナプキンが日々進化

(37)「何度でも使用できる生理用品ディーバカップ」『日経ウーマンオンライン』。

していた八〇年代の日本にあって、二一世紀には布ナプキン愛用者が増えるなどとは、思いもよらなかったにちがいない。

経血処置法の「大変革」が起こらなかった理由は、ひとえに使い捨てナプキンの性能向上にある。身近なモノに不足を感じなければ、新しいものに手を出そうとは思わない。

いずれにしても、生理用品は女性の最も身近なサポーターとして、今後も活躍し続けるであろう。

おわりに

長い間、日陰の存在だった生理用品を急速に進化させたのは、言うまでもなく商業主義である。戦後、トイレの水洗化にともなって開発された使い捨てナプキンは、高度経済成長期に社会へ進出した女性たちから圧倒的に支持され、需要がさらなる開発を呼んだ。そもそも、人口の半分にあたる女性のほとんどが、長期にわたって定期的に使用する生理用品は、巨大な市場を持っていたのである。

テレビコマーシャルや、スーパーやコンビニでの店頭販売によって、生理用品は徐々に秘すべきものではなくなり、月経に対するタブー視、不浄視も薄れたが、ナプキンの性能向上もこれに貢献した。つまり、薄型化や吸収力の向上によって月経中であることを周囲から悟られなくなり、忌むことを求められなくなった。さらに、忌まずとも何ら支障がないということを当の女性、そして周囲も信じられるようになったのである。

このように、当人でさえ月経中であることをあまり意識せずに過ごせるようになったということと、月経を蔑ろ(ないがしろ)にすることは、まったく異なる。もちろん、経血を「汚物」と見なそうが、月経を「生理」と呼ぼうが、月経を蔑ろにすることにはならない。使い捨てナプキンに対しては、環境保護、その他の視点から批判もあるが、女性を物理的、心理的に

解放してきた 〝実績〟は無視できず、その実績の上に、今日の布ナプキンが存在するといえる。

日本の女性たちは、高性能の生理用品を手頃な価格で手に入れることができるようになったが、これらをただ漫然と消費するのではなく、できれば月経の状態や生活環境に合わせて適宜使い分け、その経験から率直な意見を発信してほしい。私自身は、より多くの女性が快適な生理用品に出合えるように努めていきたい。というのも世界には今も、不十分な経血処置法によって活動を制限されたり、感染症に罹ったりする女性が大勢存在するからである。

韓国で脱北女性たちを取材したジャーナリストの菅野朋子氏によれば、彼女たちが「韓国に来て、最も感激するのは実は生理用品のナプキンの存在」であるという。北朝鮮では月経時、ガーゼや着古した下着の切れ端を畳んで使い、「他人に見られないように陰干しする」。何度も繰り返し使用するため不衛生で、病気になる女性も多いという。「韓国に来るまでこんなに便利で快適なものがあることを知りませんでした」「食糧ももちろん大事だけど、北朝鮮の女性たちの苦痛を和らげるためにもまずナプキンを送ってほしいんです」（「北朝鮮女性の化粧・下着・SEX」『週刊文春』）。

生理用品は、女性にとって最も身近なモノであるだけに、かの地の女性たちの苛酷な状況がリアルに伝わってくる。こうした状況を知ると、生理用品をめぐるイデオロギーなど瑣末なことに感じられ、すべての有経女性たちが経血処置に悩まずに済むことを願わずにはいられない。

女性と生理用品をめぐる環境には、その社会の月経観や女性観のみならず、政治や経済も反映される。生理用品は社会を計る指標といえよう。

文庫版あとがき

二〇年ほど前、生理用品や月経観についての史料を集めはじめた頃、評論家の板坂元さんが書かれた「日本で月経史を研究している人がいますか」(『素敵な女性』一九八〇年五月号所収)という文章に出合った。そこには、日本では「生活誌的な女性史は決して多いとはいえない」とあり、月経の呼び名や経血処置法、月経禁忌の慣習について、「失われないうちに早く記録を」と記されていた。

たしかに、生理用品や月経観の歴史について言及した文献は限られていた。そこで、これらについて最も詳細で正確な本をまとめたいと考え、二〇一三年に出版したのが、『生理用品の社会史　タブーから一大ビジネスへ』(ミネルヴァ書房)である。

今回の文庫化にあたり、国際的に問題視されているネパールの月経小屋の慣習や、生理用品のコマーシャルをめぐる最新の議論などについて加筆を行った。なお本文中、敬称は省略した。引用文には、新かな新漢字にあらためた箇所や、句読点を加えた箇所がある。

また、今日の人権意識に照らして不適切な用語があるが、引用文献の時代背景に鑑み、修正は行わなかった。

単行本刊行時は、男性から「書店では買いづらい」と言われることがあったが、その後、小山健さんの漫画『生理ちゃん』や、インドにおける生理用ナプキン普及の過程を描いた映画『パッドマン――5億人の女性を救った男』が話題となり、ずいぶんと空気が変わった。本書も手に取りやすくなっていれば幸いである。

最後に、取材に応じ資料を提供してくださった生理用品各メーカーのみなさま、『布ナプキンはじめてＢｏｏｋ――生理をここちよく』の著者山浦麻子さん、布ナプキンの店「Natural*Eco」の柴垣香さん、文庫化を叶えてくださったＫＡＤＯＫＡＷＡ文芸局の原孝寿さんと麻田江里子さん、帯に推薦文と「生理ちゃん」のイラストを寄せてくださった小山健さん、そして本書を読んでくださったみなさまに、心からお礼を申し上げます。

二〇一九年二月

田中ひかる

引用・参考文献

（書籍・論文）
赤松達也「産婦人科臨床でみられる抑うつ」『日本医事新報』四二〇一号、二〇〇四年
天野正子「『モノ』に見る女性の昭和史――歴史のなかの生理用品」『春秋生活学』第四号、一九八九年
アンネ・フランク『アンネの日記（増補新訂版）』深町眞理子訳、文春文庫、二〇〇三年
井上章一『パンツが見える。――羞恥心の現代史』朝日新聞社、二〇〇二年
牛山佳幸『古代中世寺院組織の研究』吉川弘文館、一九九〇年
『延寿撮要』（『近世漢方医学書集成六　曲直瀬玄朔』名著出版、一九七九年）
大森元吉「禁忌の社会的意義――血忌習俗をめぐる推論」『伝統と現代』一九七二年一一月号
岡田重精『斎忌の世界――その機構と変容』国書刊行会、一九八九年
緒方正清『婦人家庭衛生学』丸善、一九一六年
沖浦和光・宮田登『ケガレ――差別思想の深層』解放出版社、一九九九年
荻野久作「排卵の時期、黄体と子宮粘膜の周期的変化との関係、子宮粘膜の周期的変化の周期及び受胎日について」『日本婦人科学会雑誌』第一九巻六号、一九二四年
小田実『なんでも見てやろう』河出書房新社、一九六一年

小曽戸丈夫・浜田善利『意釈黄帝内経素問』築地書館、一九七一年
小曽戸丈夫・浜田善利『意釈黄帝内経霊枢』築地書館、一九七二年
小野清美『アンネナプキンの社会史』ＪＩＣＣ出版局、一九九二年
小野千佐子「布ナプキンを通じた月経観の変容に関する研究――『存在する月経』への選択肢を求めて」『同志社政策科学研究』第一一巻第二号、二〇〇九年
折口信夫『折口信夫全集』ノート編第二巻、中央公論社、一九七〇年
「女たちのリズム」編集グループ編『女たちのリズム――月経・からだからのメッセージ』現代書館、一九八二年
『会社年鑑　上場会社版　上巻』日本経済新聞社、二〇〇二年
甲斐村美智子・久佐賀眞理「月経用布ナプキンの使用が女子学生の不定愁訴に及ぼす影響」『女性心身医学』一三巻三号、二〇〇八年
梶原性全『頓医抄』（『臨床漢方婦人科叢書2』オリエント出版社、一九九六年）
片柳忠男『アンネの秘密――考えるとき成功がはじまる』オリオン社、一九六四年
紙透雅子「女性スポーツ選手の活躍と生理用品の開発」『自由』三八巻九号、一九九六年
川瀬良美『月経の研究――女性発達心理学の立場から』川島書店、二〇〇六年
川村邦光『オトメの身体――女の近代とセクシュアリティ』紀伊國屋書店、一九九四年
木内千暁「ＰＭＳのために不登校であるとの訴えで受診した高校生3例の検討」『産婦人科の進歩』第五七巻一号、二〇〇五年

功刀由紀子「性差の生物学的意味をめぐる一試考」『女性史学』第一二号、二〇〇二年
古賀裕子・鈴木由美・田部井千昌・山本沙織・大竹亜矢子「生理用品による不快現状と対処方法について——看護系女子学生対象の調査より」『桐生大学紀要』第二二号、二〇一一年
『コンサイス日本人名事典』（第四版）三省堂、二〇〇一年
『西宮記』（『改訂増補・故實叢書』七巻、明治図書、一九九三年）
坂本要「民間念仏和讃と安産祈願——利根川流域について」藤井正雄編『浄土宗の諸問題』雄山閣、一九七八年
佐野真一『性の王国』文藝春秋、一九八一年
佐多稲子『素足の娘』角川文庫、一九五五年
下川耿史編・家庭総合研究会『増補版　昭和・平成家庭史年表1926→2000』河出書房新社、二〇〇一年
ジャニス・デラニー、マリー・ジェーン・ラプトン、エミリー・トス著、山崎朋子日本語版監修、入江恭子訳『さよならブルーディ——月経のタブーをのりこえよう』講談社、一九七九年
週刊朝日編『値段の明治大正昭和風俗史』朝日新聞社、一九八一年
週刊朝日編『続　値段の明治大正昭和風俗史』朝日新聞社、一九八一年
週刊朝日編『続続　値段の明治大正昭和風俗史』朝日新聞社、一九八二年
新村拓『古代医療官人制の研究——典薬寮の構造』法政大学出版局、一九八三年

『新編　日本古典文学全集1　古事記』小学館、一九九七年
『聖書　旧約聖書続編つき』日本聖書協会、二〇〇一年
瀬川清子『女の民俗誌』東京書籍、一九八〇年
千田夏光『性的非行――女子中・高生の非行を追って』汐文社、一九七八年
『大辞泉』第二版、小学館、二〇一二年
平雅行『日本中世の社会と仏教』塙書房、一九九二年
髙橋寿恵『女児の性教育』明治図書、一九二五年
高原慶一朗「私の履歴書」『日本経済新聞』二〇一〇年三月連載
田口亜紗『生理休暇の誕生』青弓社、二〇〇三年
田中ひかる『月経と犯罪――女性犯罪論の真偽を問う』批評社、二〇〇六年
田中光子「白木の産小屋と出産習俗――日本海辺二つの習俗調査対比から」『女性史学』第一一号、二〇〇一年
谷川健一「民俗学から見た日本人の月経観」『現代性教育研究』一九七九年八月号
谷川健一・西山やよい『産屋の民俗――若狭湾における産屋の聞書』国書刊行会、一九八一年
陳自明『婦人大全良方』巻之一『臨床漢方婦人科叢書1』オリエント出版社、一九九六年
虎尾俊哉編『延喜式　上――訳注日本史料』集英社、二〇〇〇年
長野仁「臨床漢方婦人科叢書解題」『臨床漢方婦人科叢書1』オリエント出版社、一九九六年
成清弘和『女性と穢れの歴史』塙書房、二〇〇三年

『日亜対訳・注解　聖クルアーン』日本ムスリム協会、一九九六年
『日本会社史総覧（上巻）』東洋経済新報社、一九九五年
『日本史事典』（三訂版）旺文社、二〇〇〇年
『日本庶民生活史料集成』第一巻、三一書房、一九六八年
『年中行事秘抄』（『群書類従』第六輯、続群書類従完成会、一九六〇年）
広瀬勝世『女性と犯罪』金剛出版、一九八一年
藤田きみゑ「月経と血の穢れ思想」『女性史学』第一三号、二〇〇三年
『婦人衛生』（主婦之友家庭講座）主婦の友社、一九五〇年
文化庁編『日本民俗地図Ⅴ　出産・育児』「解説書」国土地理協会、一九七七年
『文保記』（『群書類従』第二九輯、続群書類従完成会、一九五九年）
細井和喜蔵『女工哀史』（日本プロレタリア文学集・三三　ルポルタージュ集一）新日本出版社、一九八八年
槇佐和子『くすり歳時記――古医学の知恵に学ぶ』筑摩書房、一九八九年
槇佐和子『医心方　巻二十一　婦人諸病篇』筑摩書房、二〇〇五年
増田知正・呉秀三・富士川游『日本産科叢書』思文閣、一九七一年
牧野和夫・高達奈緒美「血盆経の受容と展開」『女と男の時空　Ⅲ』藤原書店、一九九六年
松岡三郎『合理化と労働基準法（増補改訂版）』労働旬報社、一九六八年
松本岩吉『労働基準法が世に出るまで』労務行政研究所、一九八一年

松本清一監修『月経らくらく講座――もっと上手に付き合い、素敵に生きるために』文光堂、二〇〇四年
松本美保・四方由美・南洋介「月経用布ナプキンを使用したＱＯＬ向上の検証」『Campus Health』四八巻一号、二〇一一年
宮田登『ケガレの民俗誌――差別の文化的要因』人文書院、一九九六年
宮田登・伊藤比呂美『女のフォークロア』平凡社、一九八六年
本江元吉『日本のバイテク潮流――神代から現代を越えて』ＨＪＢ出版局、一九八八年
柳田国男『禁忌習俗語彙（復刻版）』国書刊行会、一九七五年
山浦麻子『布ナプキンはじめてＢｏｏｋ――生理をここちよく』泉書房、二〇一二年
横瀬利枝子「生理用品の受容とその意義」『人間科学研究』第二二巻第一号、二〇〇九年
李家正文『糞尿と生活文化』泰流社、一九八七年
『和漢三才図会3』平凡社、一九八六年
渡紀彦『アンネ課長』日本事務能率協会、一九六三年

（新聞・雑誌）
『朝日新聞』『日本経済新聞』『毎日新聞』『読売新聞』一九六四年一〇月三〇日
『朝日新聞』『日本経済新聞』『毎日新聞』『読売新聞』一九七一年三月一一日
『朝日新聞』二〇一一年一二月二六日

『毎日新聞』一九六三年三月一〇日
『Aromatopia』八〇号、二〇〇七年
『現代性教育研究』一九七九年八月号
『コンバーテック』二〇〇七年一〇月号
『サンデー毎日』一九九三年一月三・一〇日号
『週刊金曜日』一九九九年一二月一七日号
『週刊新潮』一九七九年九月二〇日号
『週刊文春』一九八九年五月四・一一日号
『週刊読売』一九九五年九月一〇日号
『主婦の友』一九三八年一〇月号
『主婦の友』一九六三年五月号
『主婦の友』一九六五年七月号
『主婦の友』一九七九年四月号
『女学世界』一九〇八年四月号
『女学世界』一九〇九年一二月号
『日録20世紀　1961年』一九九七年五月六日号
『婦女新聞』第二六号、一九〇〇年
『婦女新聞』第六二号、一九〇一年

『婦人衛生雑誌』第一号、一八八八年
『婦人衛生雑誌』第八八号、一八九七年
『婦人衛生雑誌』第八九号、一八九七年
『婦人衛生雑誌』第一一六号、一八九九年
『婦人衛生雑誌』第一三七号、一九〇一年
『婦人衛生雑誌』第一七七号、一九〇四年
『婦人衛生雑誌』第一八四号、一九〇五年
『婦人衛生雑誌』第一八九号、一九〇五年
『婦人衛生雑誌』第二〇二号、一九〇六年
『婦人衛生雑誌』第二一九号、一九〇八年
『婦人衛生雑誌』第二四五号、一九一〇年
『婦人衛生雑誌』第二四六号、一九一〇年
『婦人衛生雑誌』第二五三号、一九一〇年
『婦人衛生雑誌』第三一九号、一九一六年
『婦人衛生雑誌』第三二三号、一九一六年
『婦人衛生雑誌』第三七九号、一九二六年
『婦人公論』一九六一年一一月号
『婦人公論』一九六四年一月号

『婦人公論』一九七三年八月号
『婦人公論』一九七四年一一月号
『婦人公論』一九八〇年三月号
『婦人世界』一九〇九年一〇月号
『婦人世界』一九一一年一一月号
『婦人世界』一九一二年七月号
『婦人世界』一九一二年九月号
『婦人の友』一九六〇年四月号
『文藝春秋』一九九〇年二月号

（その他）
社団法人日本衛生材料工業連合会作成の資料
エーザイ提供の資料
ユニ・チャーム提供の資料
元アンネ社員提供の資料
三木鶏郎企画研究所提供の資料
ユニ・チャーム配信のニュースリリース
花王配信のニュースリリース

P&G配信のニュースリリース
日経ビジネスオンライン
日経ウーマンオンライン
『ダイオキシン類　二〇一二』関係省庁共通パンフレット
イギリス環境省ライフサイクルアセスメント報告書
花王ウェブサイト
公益社団法人日本化学会ウェブサイト
厚生労働科学研究成果データベース
日本子宮内膜症啓発会議ウェブサイト
日本新薬ウェブサイト
厚生労働省薬事工業生産動態統計
大王製紙ウェブサイト

生理用品関連年表

西暦	和暦	出来事
一八八六	明治一九	脱脂綿が『日本薬局方』に指定される。
一九〇一	明治三四	木下正中による「衛生帯」が発売される。
一九〇八	明治四一	山田逸(子)による「月の帯」の広告が婦人雑誌に掲載される。 明治時代にはほかに「ゴム製猿股式月経帯」「月衣」「安全帯」などの月経帯が発売されている。
一九一〇年頃		アメリカ製「ビクトリヤ」の輸入販売が始まる。
一九一三	大正二	国産「ビクトリヤ」が発売される。 大正時代にはほかに「プロテクター」「婦人保護帯」「ローヤル月経帯」「ファーインダ腹巻付月経帯」「カチューシャバンド」「エンゼル月経帯」「婦人サルマタ」「ビノリン月経帯」などの月経帯が次々と登場し、「清潔球」「月経球」「ニシタンポン」などの脱脂綿球も発売された。

一九二一	大正一〇	アメリカのキンバリー・クラーク社が世界初の紙綿製生理用品「コーテックス」を発売。
一九三〇	昭和五	ロール式脱脂綿「白ぼたん」が発売される。 昭和に入ると「フレンド月経帯」「月経帯メトロン」「ノーブルバンド」「スイタニヤ月経帯」などが量産されるようになり、脱脂綿はこれらと併用された。
一九三八	昭和一三	桜ヶ丘研究所（現エーザイ）が「さんぽん」を発売。田辺元三郎商店（現田辺三菱製薬）が「シャンポン」を発売。
一九四一	昭和一六	戦時下で脱脂綿が配給制となり、紙綿が開発される。
一九四八	昭和二三	厚生省（当時）がタンポンを医療用具（現在は「医療機器」）に指定。
一九五一	昭和二六	脱脂綿の配給制が解除。以後、使い捨てナプキンが発売されるまで、脱脂綿と丁字帯や月経帯、ゴム引きパンツを併用する経血処置が主流となる。 興國衛生材料株式会社が紙綿製生理用品「プリシラパッド」を発売。
一九六一	昭和三六	アンネ株式会社設立。アンネナプキン発売。

一九六二	昭和三七	アンネ、ケミカ、興國衛生材料、東洋衛生材料、日本特殊紙工、リリー商会、ルナテックス製造の七社で「日本衛生紙綿協会」を設立（一九六八年に発展的解消。新たに「日本紙綿懇話会」を結成、「全国紙製衛生材料工業会」に至る）。
一九六三	昭和三八	ユニ・チャームの前身、大成化工株式会社がナプキンの製造販売を開始。
一九六四	昭和三九	エーザイがスティック式タンポン「セロポン」を発売。 アンネ社のナプキン製造工程が薬事法に抵触、一週間の製造業務停止処分を受ける。
一九六五	昭和四〇	大成化工が生理用品販売会社チャームを設立。
一九六六	昭和四一	厚生省（当時）が「生理処理用品基準」を告示（二〇〇八年に廃止。「生理処理用品製造販売承認基準」によって都道府県知事が承認を行うことになった）。
一九六八	昭和四三	中央物産が「タンパックスタンポン」の輸入販売を開始。 アンネ社が「アンネタンポンo．b．」を発売。 エーザイ、中央物産、十條キンバリー、アンネ社の四社が「タンポン協議会」を設立（のち、エーザイと中央物産の「日本衛生紙綿協会」加入により解消）。

西暦	和暦	事項
一九七一	昭和四六	ミツミ電機がアンネ社の株式を売却。
一九七三	昭和四八	オイルショックをきっかけに、ナプキンのおもな素材が紙綿から綿状パルプへと替わり、薄型化が進む。
一九七四	昭和四九	チャームが社名をユニ・チャームへ変更。タンポンの製造販売を開始。
一九七六	昭和五一	ユニ・チャームが薄型ナプキン「チャームナップミニ」を発売。
一九七八	昭和五三	吸収体に高吸収性ポリマーを用いた薄型ナプキンが、第一衛材（「スターナップミニ」）と花王（「ロリエ」）から発売される。
一九七〇年代後半		アメリカのタンポン使用者がTSS（トキシックショックシンドローム）を発症。
一九八〇	昭和五五	アンネ社がライオン株式会社の子会社となる。
一九八二	昭和五七	ユニ・チャームが立体裁断ナプキン「ソフィ」を発売。 大王製紙がナプキンの製造販売を開始。
一九八六	昭和六一	P&Gが「ドライメッシュシート」を用いた「ウィスパー」を発売。
一九九三	平成五	アンネ社がライオンに吸収合併される。
一九九五	平成七	ユニ・チャームが立体クッション構造ナプキン「チャームボディフィット」を発売。
二〇〇一	平成一三	「タンパックスタンポン」の日本での販売が中止。

二〇〇三	平成一五	エーザイがタンポンの製造販売を中止。
二〇〇四	平成一六	花王が高通気性不織布を用いた「ロリエF」を発売。
二〇〇七	平成一九	ユニ・チャームが「FCLシート」を用いた「ソフィはだおもい」を発売。
		P&Gが「さらふわエアリーシート」を用いた「ウィスパーさらふわシリーズ」を発売。
二〇一二	平成二四	P&Gが「ラクトフレックス」を用いた「ウィスパーコスモ吸収」を発売。
二〇一三	平成二五	ユニ・チャームが、タンポンを「ソフィ」ブランドへ統一。
二〇一八	平成三〇	P&Gが日本の生理用品市場から撤退。

アンネ社広告資料

1962年

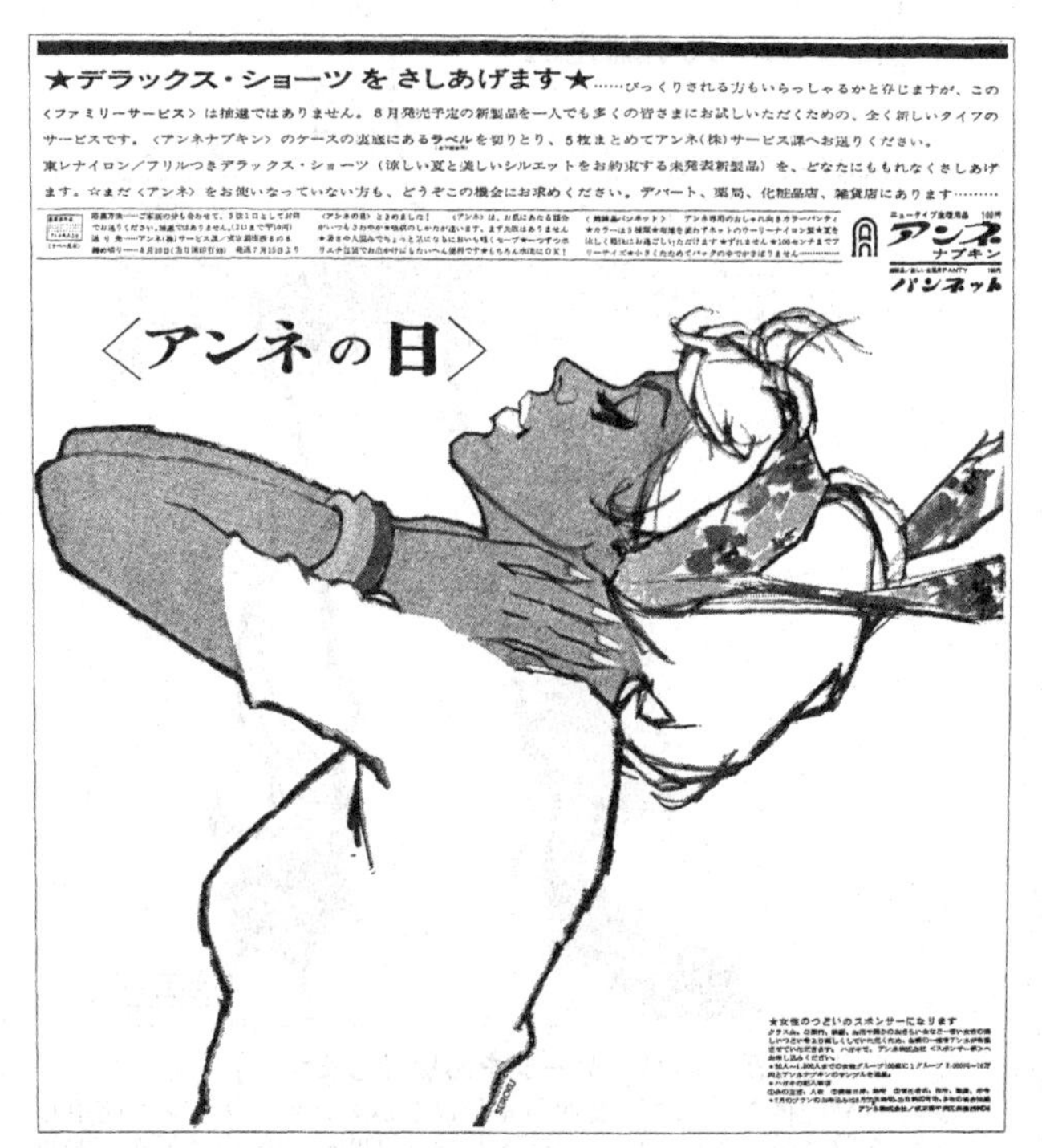

【アンネの日】

「女性のつどいのスポンサーになります」30人～1500人までの女性グループに、サンプルを配ることを条件に5000円～10万円のお茶代を支給。「姉妹品　新しい生理用パンティ パンネット　150円」カラーは5色。100センチまでフリーサイズ。

新発売｜20コ入 150円
新しいパッケージをお届けします！
〈アンネの日〉
ここからスタートする個性あるおしゃれ……
おしゃれとは縁のない明治モード的方法は、
清潔で衛生的、合理性をもった〈アンネナプ
キン〉と〈パンネット〉にかわりました。
生まれてから1年。若い女性10人のうち4人
以上、毎月130万人もの方がアンネ製品を愛
用され、そのすばらしさを認めておられます。
このたび、お使いいただいた大勢の方がたの
ご希望で〈アンネナプキン〉20コ入り150円
を新発売いたします。大量生産によるコスト
ダウン、お求めの手間も少なくてすみます。
〈アンネナプキン〉●吸収のしかたが違います●お肌にあたる部分がぬれずいつもさわやかです●気になるにおいも軽くセーブ。もれません●一つずつポリエチ包装。
〈パンネット〉●アンネ専用のおしゃれ向きカラーパンティ●カラーは5種類●ゴムや布地を使わずネットのウーリーナイロン製●ずれたりむれたりしません●あたたかな冬と美しいシルエットをお約束します。 ◎お求めはデパート、薬局、化粧品店でどうぞ
アンネ
ナプキン
パンネット

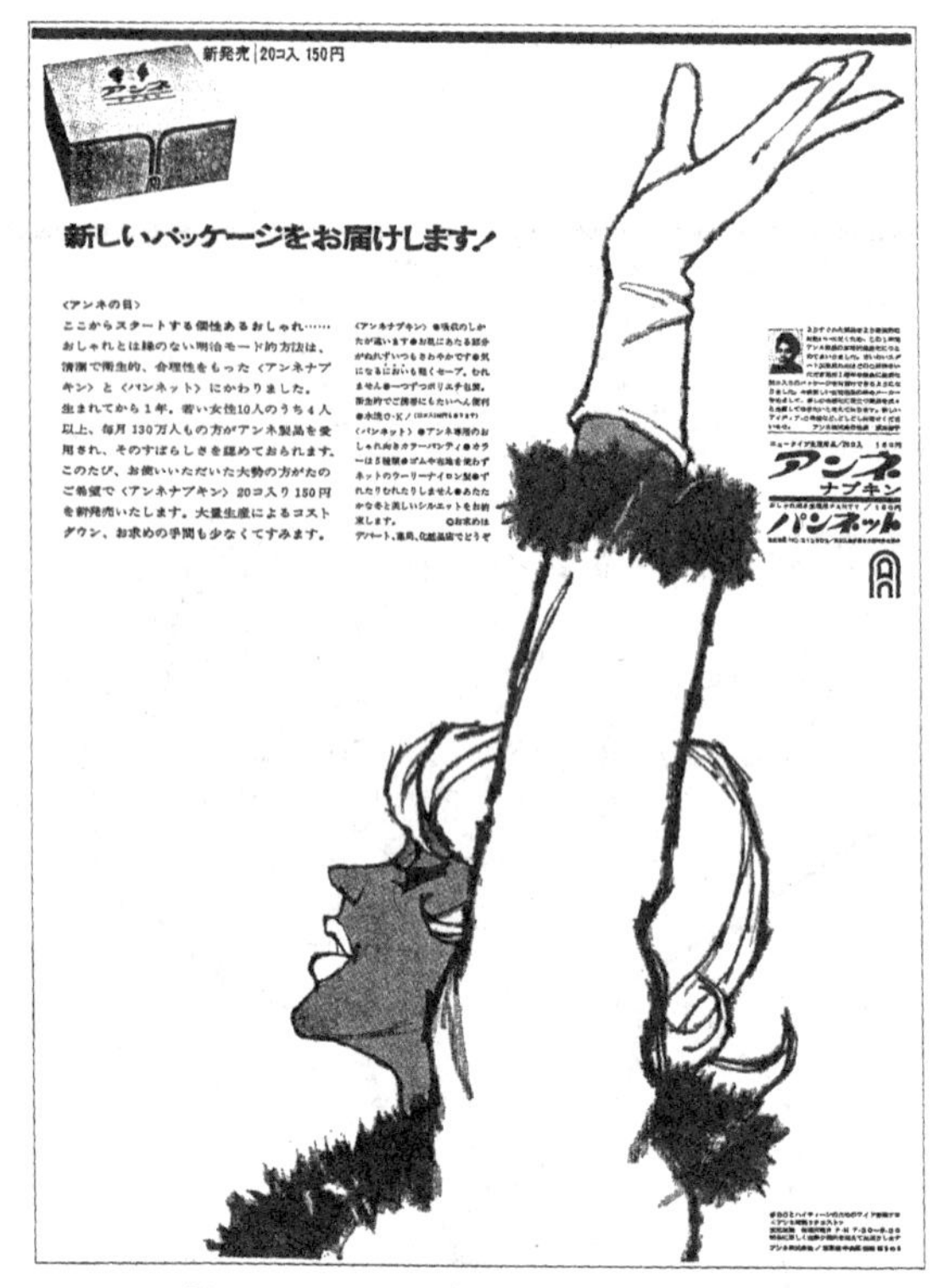

【新しいパッケージをお届けします！】

アンネ発売後1年、若い女性の4割以上がアンネナプキンを使用したという数字が示されている。それまでの12個入り100円に加え、20個入り150円のアンネナプキンが新発売。

泰子の顔写真と、消費者へ1周年を感謝する言葉が添えられている。「BG（引用者注・ビジネスガールの略）とハイティーンのためのワイド音楽プロ《アンネ電話リクエスト》文化放送毎週火曜日7時半～8時半」ラジオ番組も持っていた。

1963年

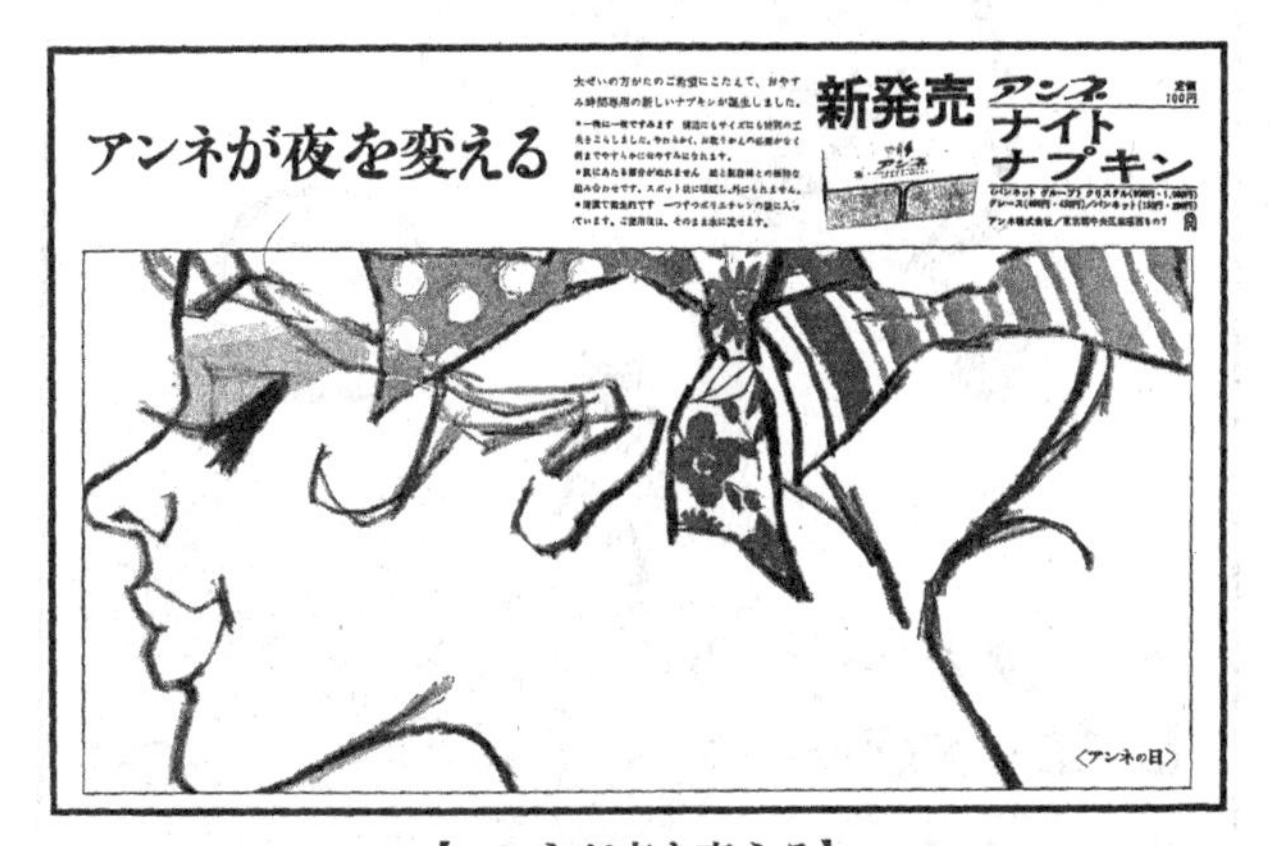

【アンネが夜を変える】
「新発売　アンネナイトナプキン　5個入り100円」

anne family service
締切りは5月31日。あなたも今すぐ、ご応募下さい。500円分のアンネで、グレースアンネ＜予価 400円＞を差し上げています。
グレースアンネ……新しい商品です。発売は7月から。まだ、どこにも売っていません。だれよりも早く、あなたが、お使い下さい。アンネが考えた、〈アンネの日〉のためのデラックス・ショーツ。夏に涼しい、ナイロンのニットショーツです。全部の方に差し上げています。
●まだ、アンネをお使いになっていない方もアンネのよさを知っていただくチャンスです。
お早く、お送り下さい
ナプキンの箱(100円・150円)のシールか、パンネット(M…150円・L…200円)の説明カードを500円分まとめ、住所氏名・年令・職業・アンネを初めて使ったのは昭和○年と書いて、お送り下さい。全部の方にグレースアンネを差し上げます。
ご注意
●到着順にグレースアンネを差し上げていますから、お早く!
●おひとりで、何口ご応募下さっても、けっこうです。
●送り先……東京都中央区銀座西8丁目7番地
アンネ株式会社・ファミリー・サービス係
ハラハラしないで…
全員当せん。さっそくグレースアンネを差し上げます
ニュータイプ生理用品
100円 150円
アンネナプキン
おしゃれ向き生理用PANTY
M150円 L200円 各5色
パンネット
アンネ株式会社／東京・銀座

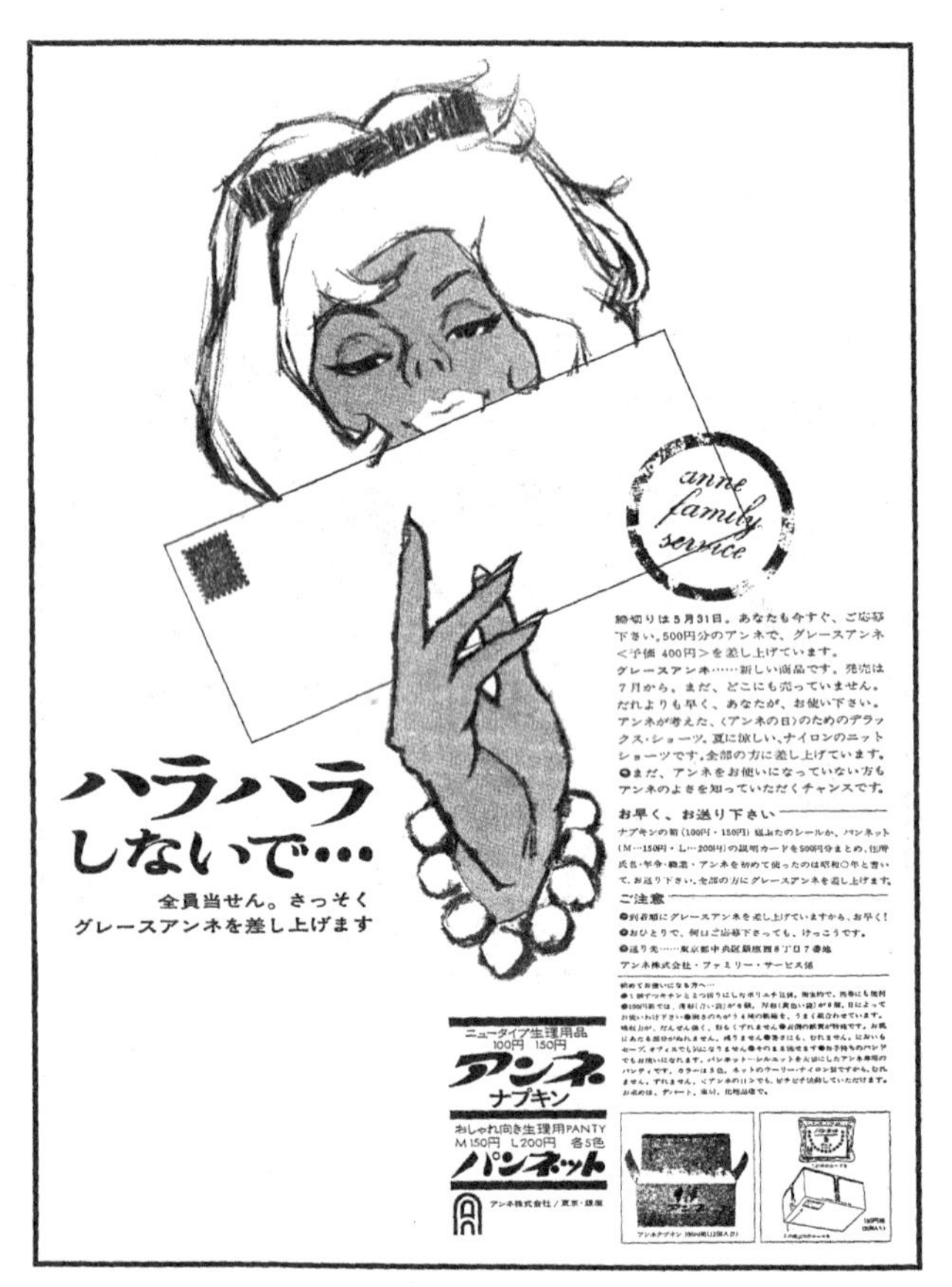

【ハラハラしないで…】

新しい生理用ショーツ「グレースアンネ」登場。パンネットも続投、サイズはフリーサイズだったのが、MサイズとLサイズに。

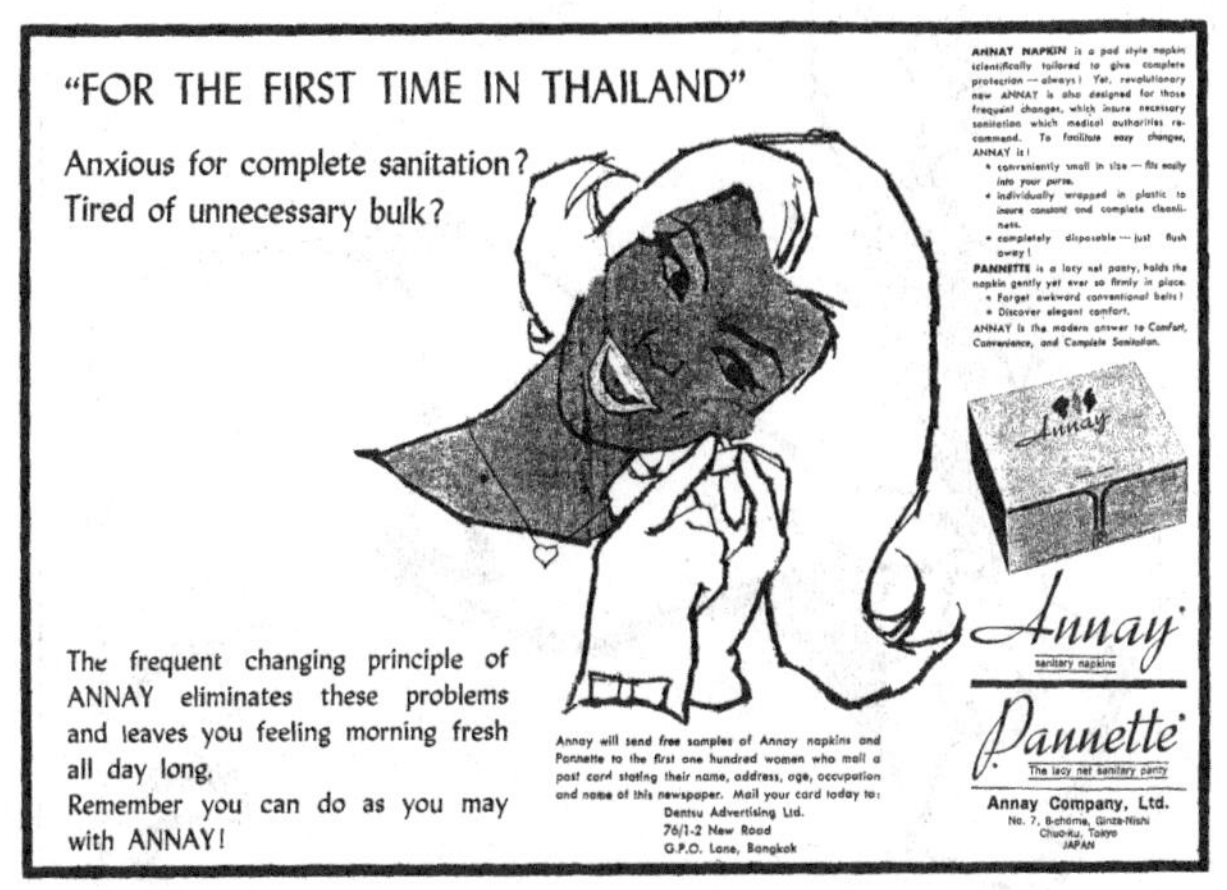

【FOR THE FIRST TIME IN THAILAND】
タイでもアンネナプキンとパンネット発売。

第６回日本雑誌広告賞・活版部門第１位

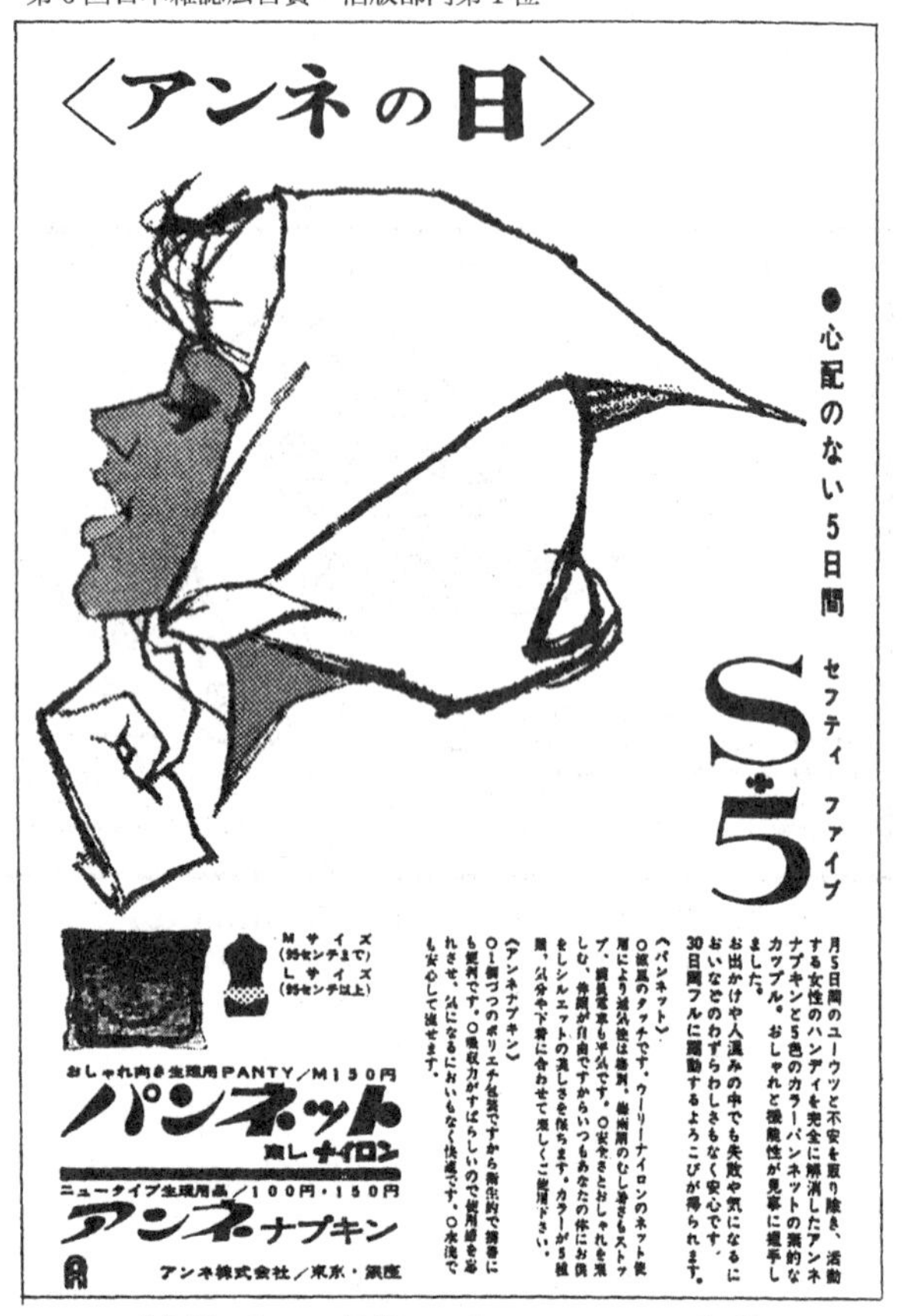

【心配のない５日間――セフティ　ファイブ】

「月５日間のユーウツと不安を取り除き、活動する女性のハンディを完全に解消したアンネナプキンと５色のカラーパンネットの素的（原文ママ）なカップル。」

1964年

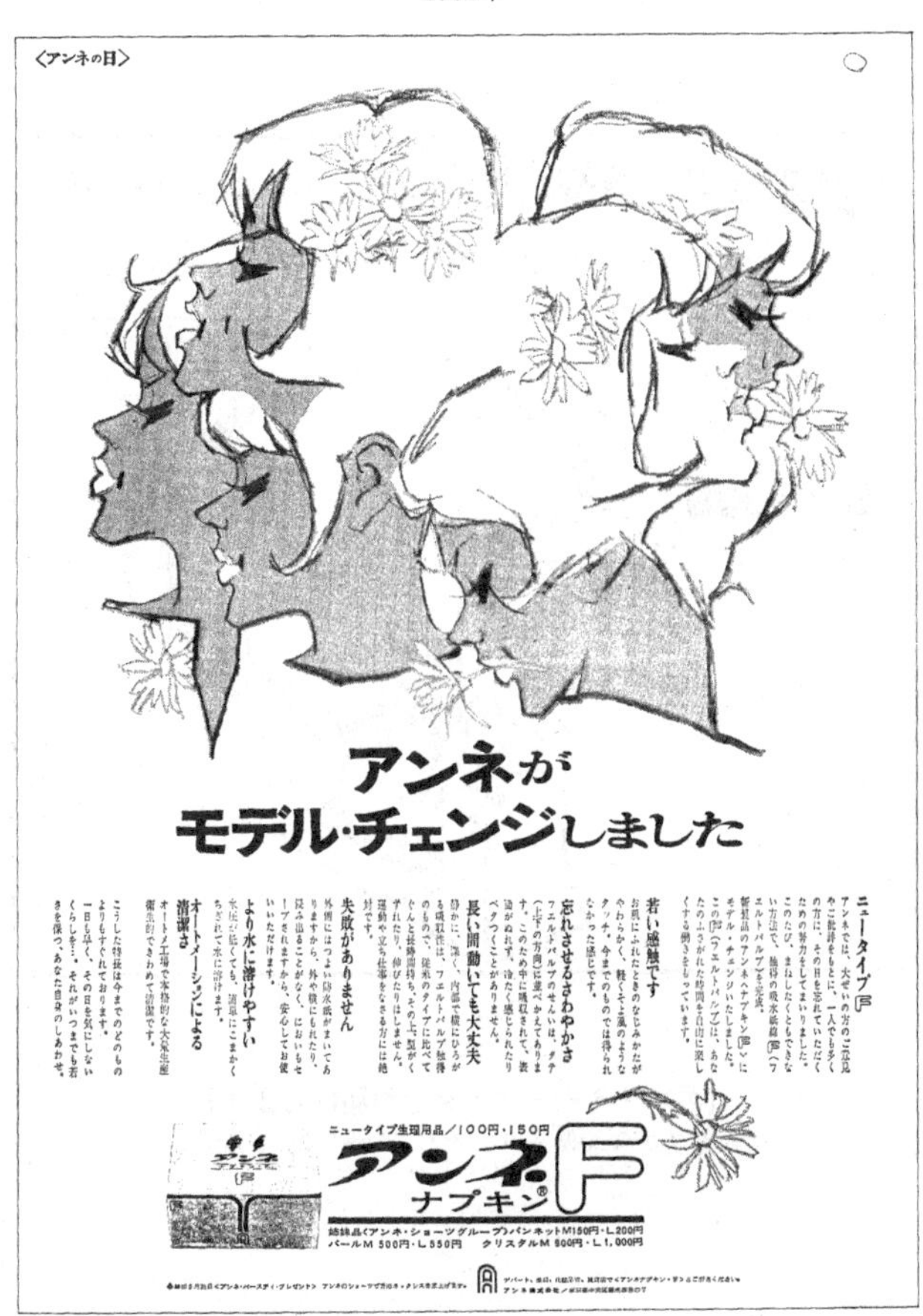

【アンネナプキンF】
「フエルトパルプ」を新開発。吸収性が向上。

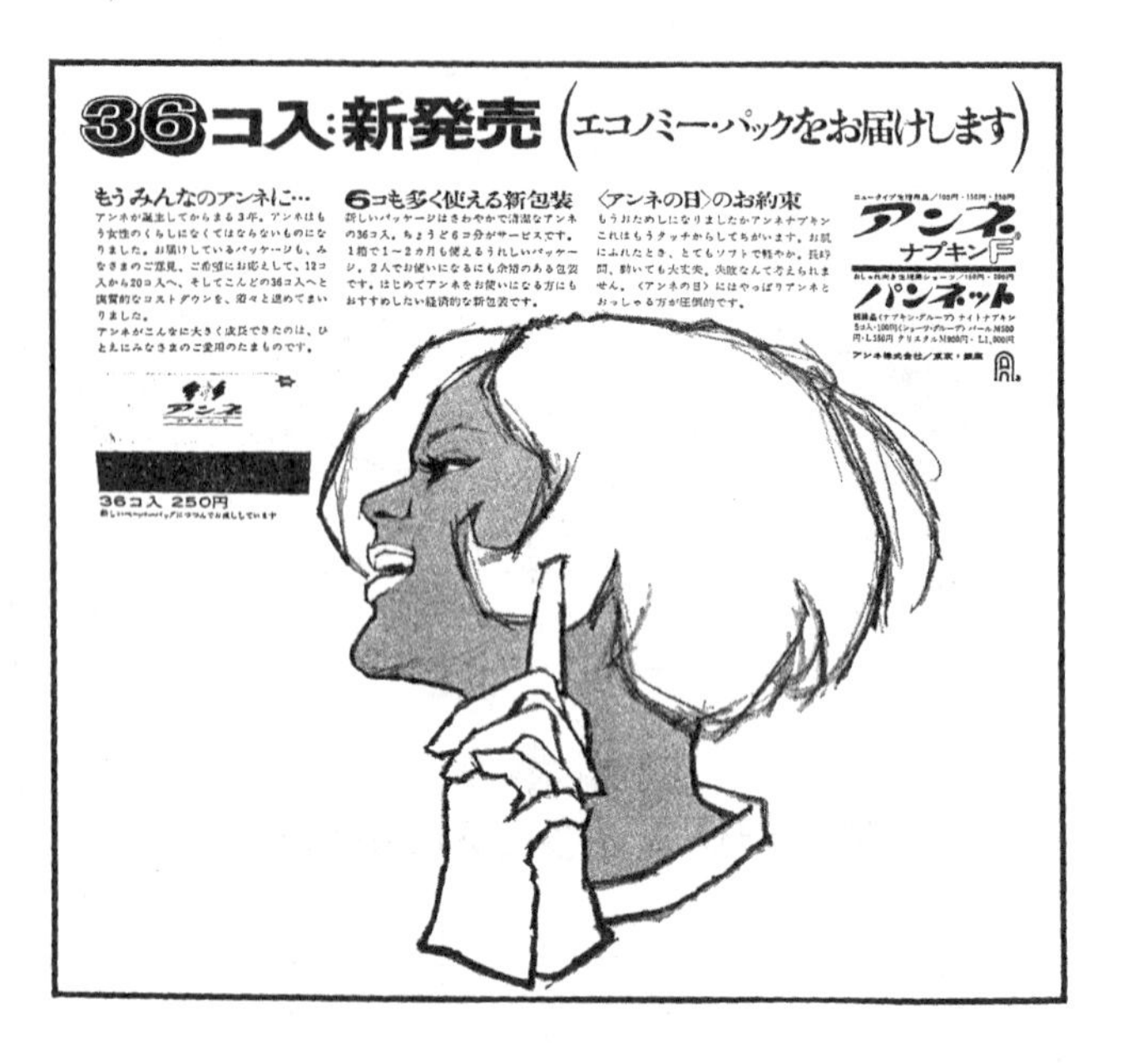

【エコノミー・パックをお届けします】
12個入りから20個入り、そして36個入りが新発売。

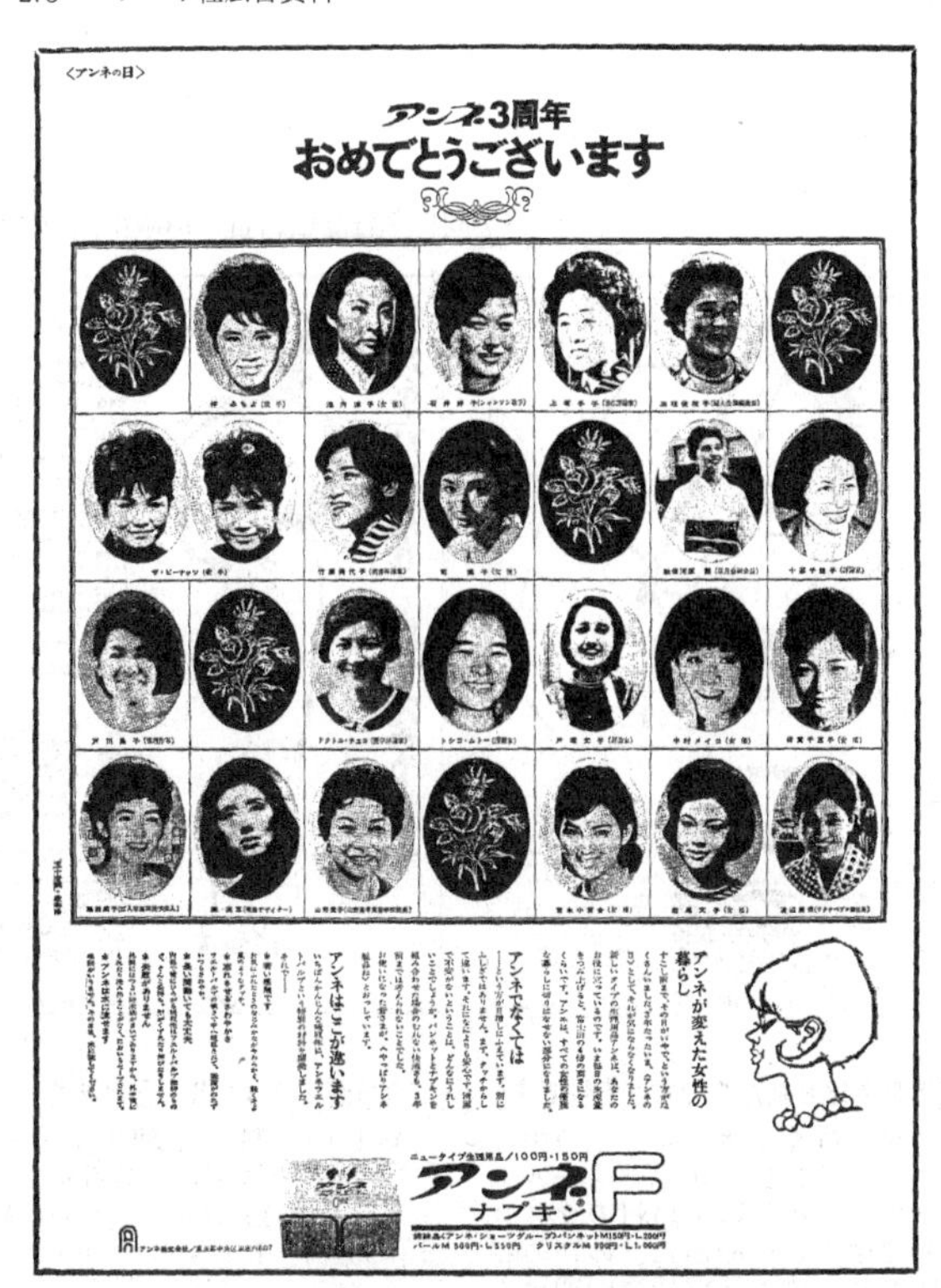

【アンネ3周年　おめでとうございます】

各界の女性著名人23人の顔写真入り新聞一面広告。梓みちよ、池内淳子、上坂冬子、ザ・ピーナッツ、司葉子、戸川昌子、ドクトル・チエコ、中村メイコ、倍賞千恵子、森英恵、山野愛子、吉永小百合など。「すこし前まで、その日がいやで、という方がたくさんいました。3年たったいま、《アンネの日》としてそれが気にならなくなりました。」「いま、毎日の生産量を積み上げると、富士山の4倍の高さになるくらいです。」「パンネットとナプキンを組み合せた場合のむれない快適さも、3年前までは考えられないことでした。」

第７回日本雑誌広告賞・活版部門第１位

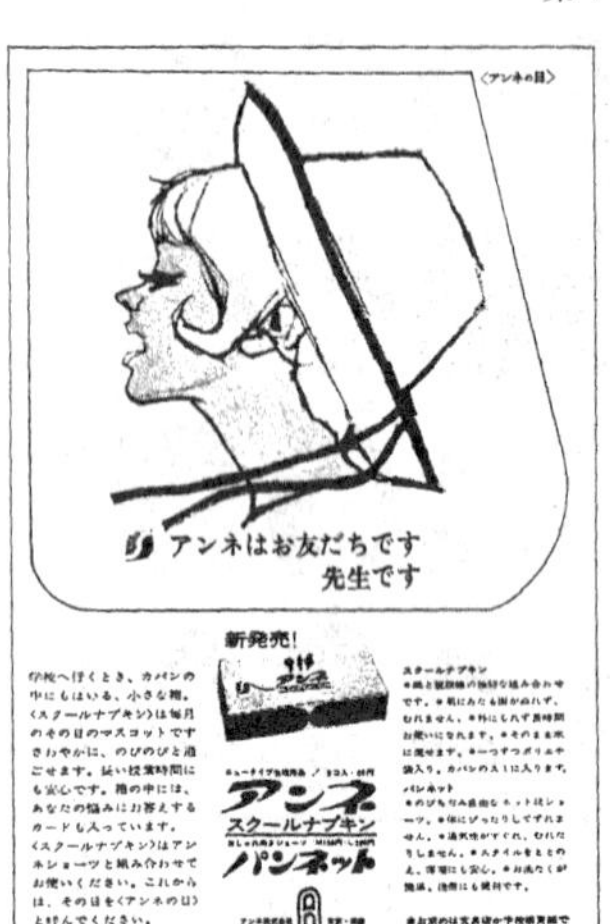

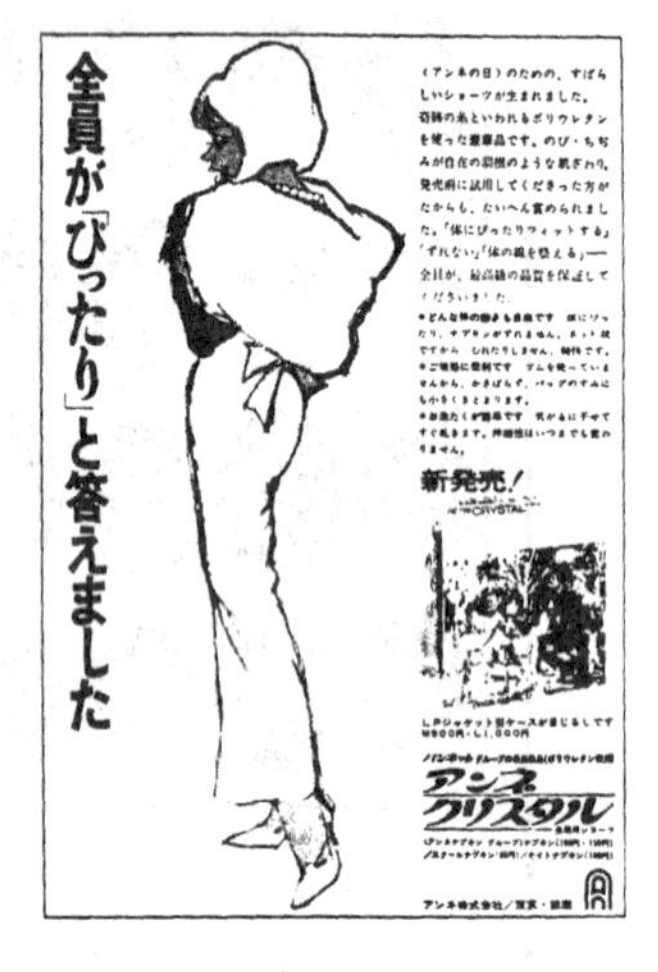

【アンネはお友だちです　先生です】

「学校へ行くとき、カバンの中にもはいる、小さな箱。〈スクールナプキン〉は毎月のその日のマスコットです。さわやかに、のびのびと過ごせます。長い授業時間にも安心です。箱の中には、あなたの悩みにお答えするカード も入っています。」

「お求めは文具店か学校購買部で」

【全員が「ぴったり」と答えました】

新しい素材の生理用ショーツ「アンネクリスタル」が新発売。パッケージは LPジャケット型。Mサイズ900円、Lサイズ1000円。

1965年

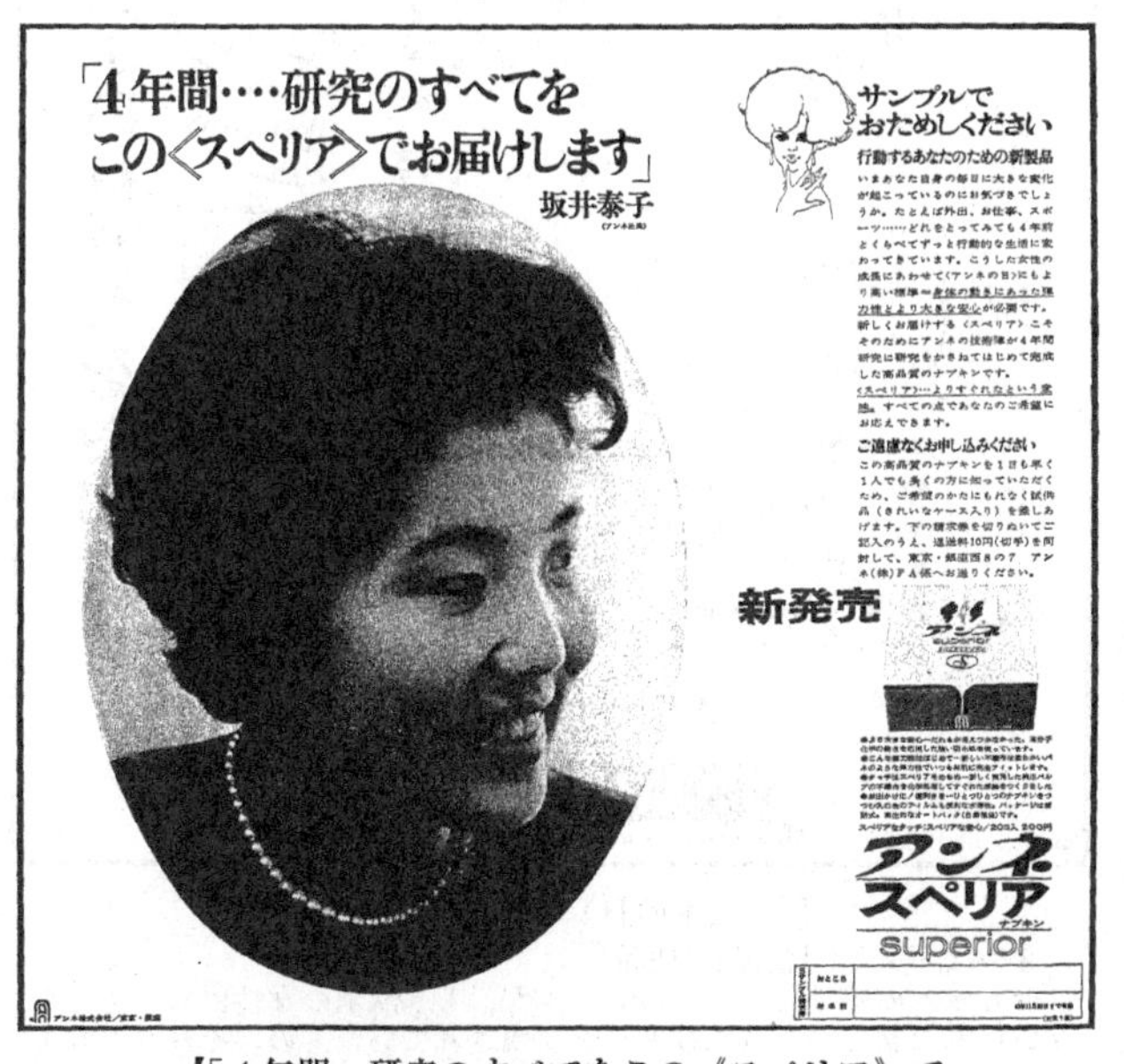

「4年間…研究のすべてを
この〈スペリア〉でお届けします」
坂井泰子
サンプルで
おためしください
行動するあなたのための新製品
いまあなた自身の毎日に大きな変化が起こっているのにお気づきでしょうか。たとえば外出、お仕事、スポーツ……どれをとってみても4年前とくらべてずっと行動的な生活に変わってきています。こうした女性の成長にあわせて〈アンネの日〉にもより高い標準―身体の動きにあった弾力性とより大きな安心が必要です。新しくお届けする〈スペリア〉こそそのためにアンネの技術陣が4年間研究に研究をかさねてはじめて完成した高品質のナプキンです。〈スペリア〉…よりすぐれたという意味。すべての点であなたのご希望にお応えできます。
ご遠慮なくお申し込みください
この高品質のナプキンを1日も早く1人でも多くの方に知っていただくため、ご希望のかたにもれなく試供品（きれいなケース入り）を差しあげます。下の請求券を切りぬいてご記入のうえ、送料10円（切手）を同封して、東京・銀座西8の7　アンネ(株)PA係へお送りください。
新発売
アンネ
スペリア
ナプキン
superior

【「4年間…研究のすべてをこの《スペリア》でお届けします」坂井泰子】

泰子の笑顔の写真を大きく掲載。

この年から「衛生的なオートパック（自動包装）です。」の一文があらわれる。薬事法抵触による製造業務停止処分を受けてのことであろう。

第８回日本雑誌広告賞・活版部門第２位

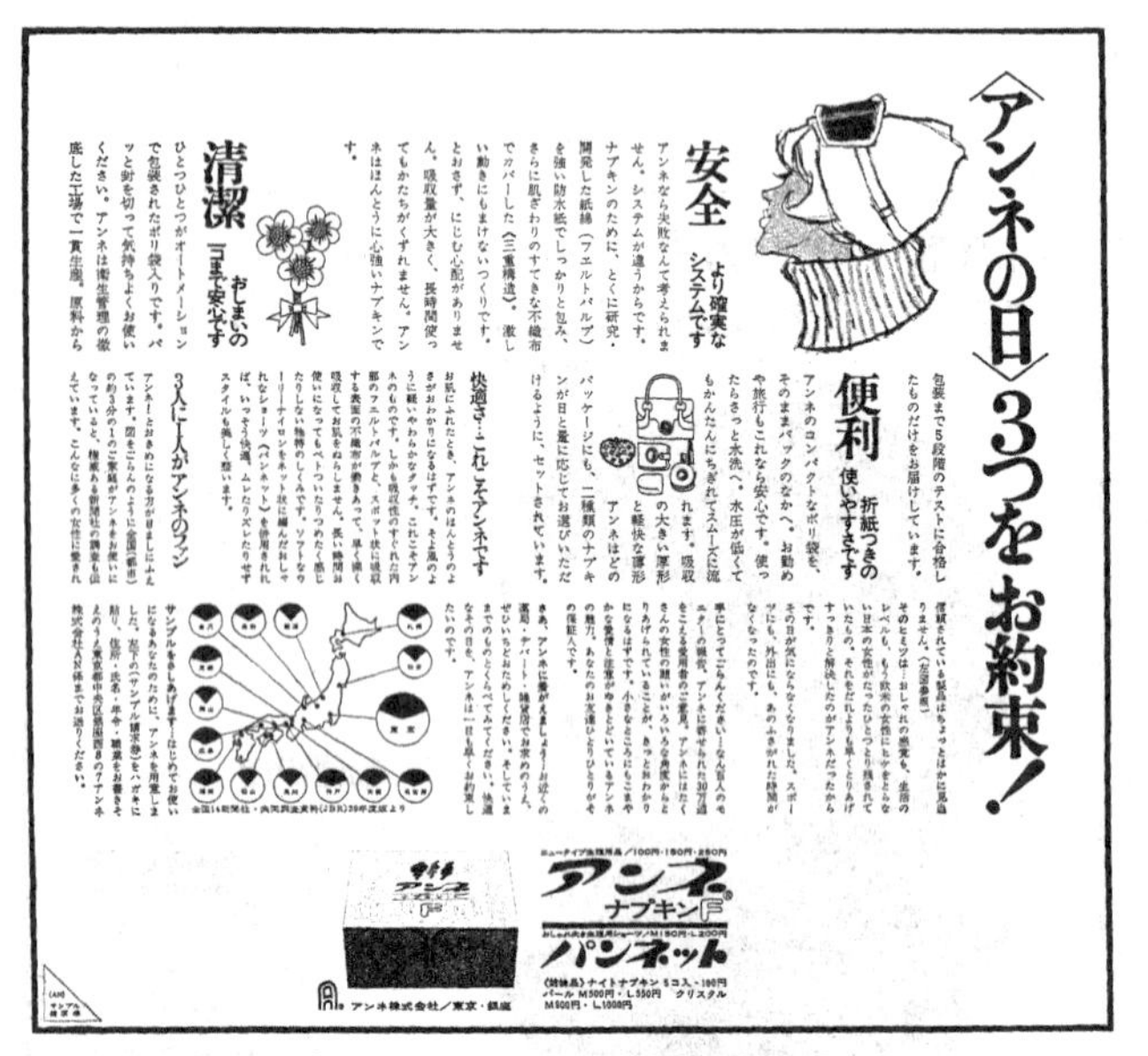

【〈アンネの日〉３つをお約束！】

３つは「安全」「清潔」「便利」

「おしゃれの感覚も、生活のレベルも、もう欧米の女性にヒケをとらない日本の女性がたったひとつとり残されていたもの。それをだれよりも早くとりあげすっきりと解決したのがアンネ」

「なん百人のモニターの報告。アンネに寄せられた30万通をこえる愛用者のご意見。アンネにはたくさんの女性の願いがいろいろな角度からとりあげられていることが、きっとおわかりになるはずです。」

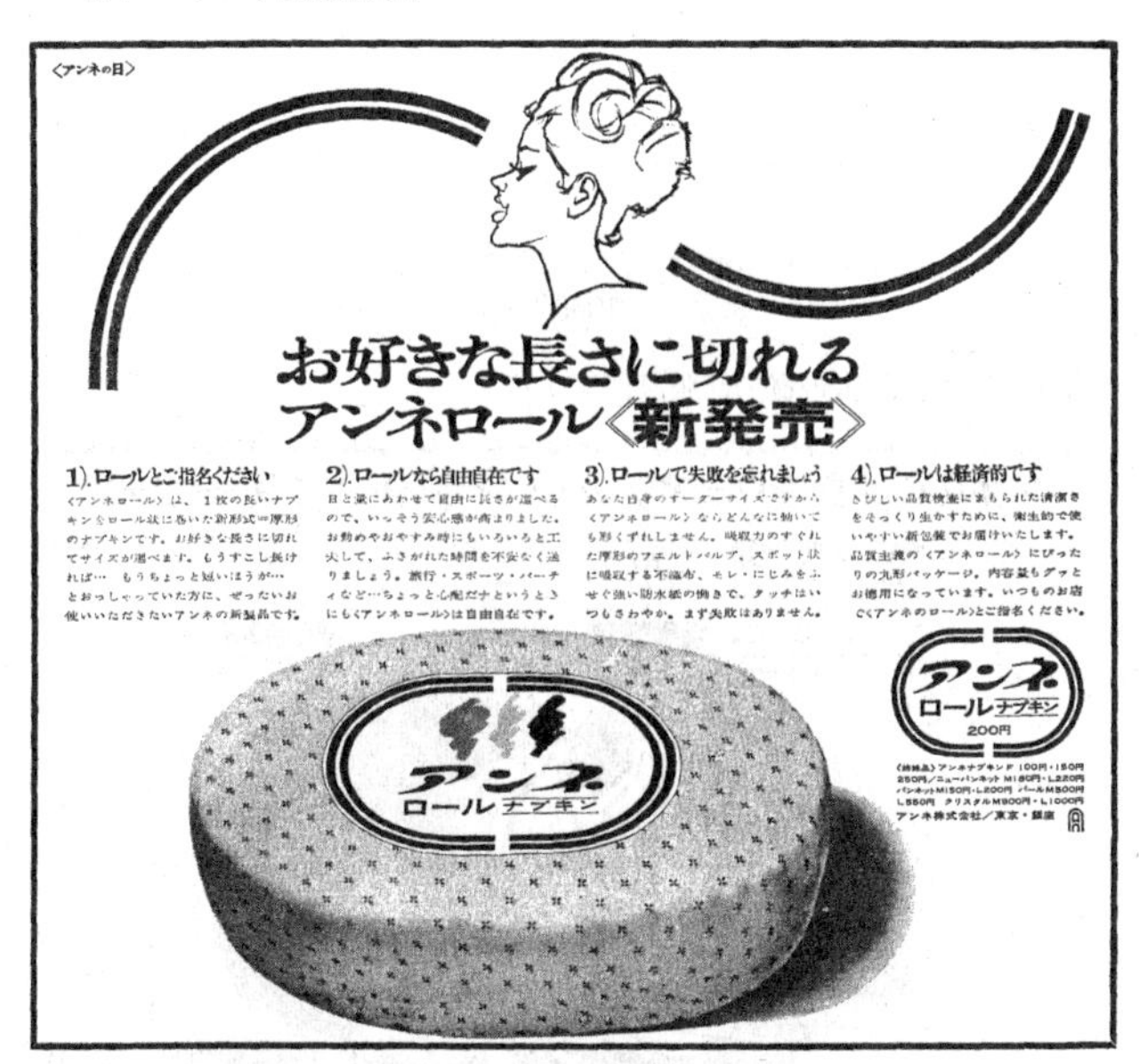

【お好きな長さに切れるアンネロール《新発売》】

１枚の長いナプキンをロール状に巻き、使うときに好きな長さに切るという新製品。アンネナプキンを模倣した安い製品が出回ったため、コストがかからない製品をということで作られた。しかし、コッペパンのような外見は社内でも評判が芳しくなく、泰子も首を捻ったという。結局、売れ行きが悪く、生産中止となった（元アンネ社員からの聞き取り）。

1966年

第９回日本雑誌広告賞・活版部門第１位

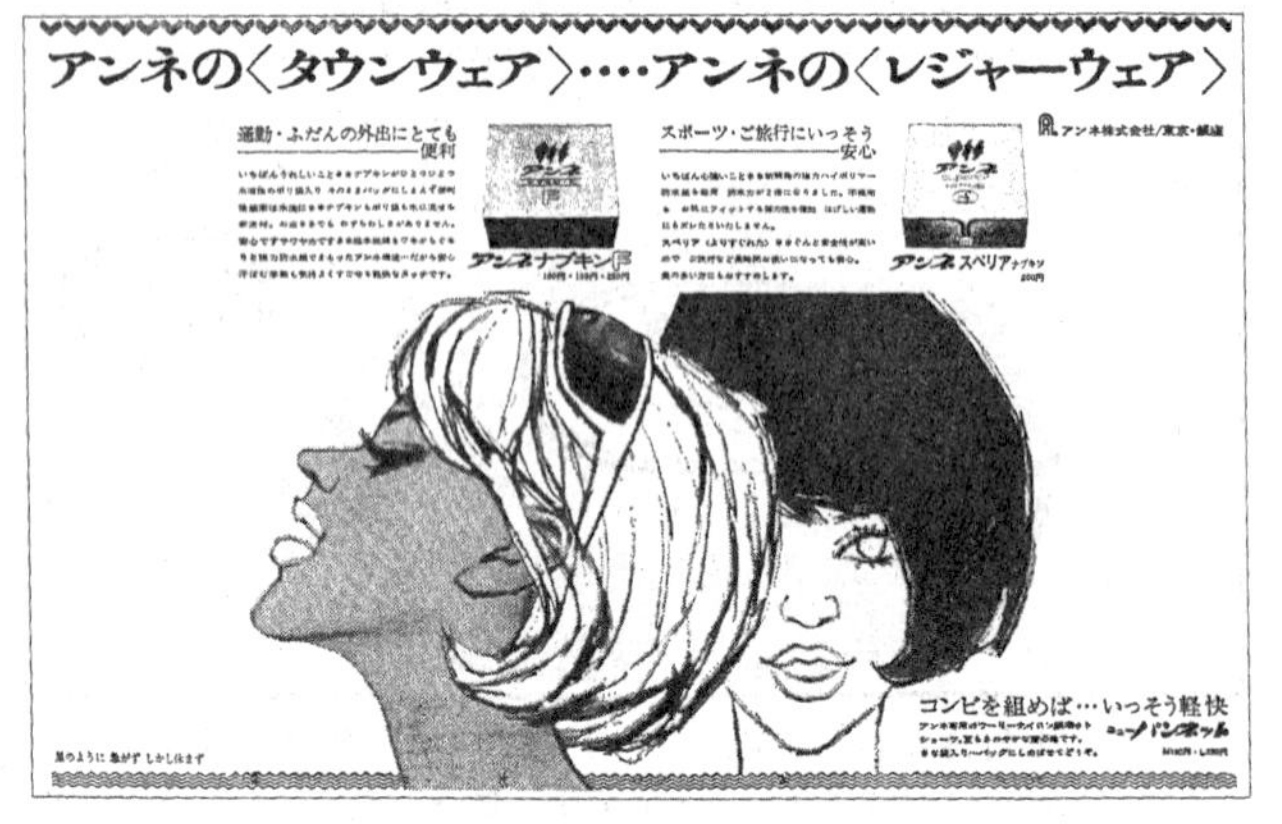

【アンネの〈タウンウェア〉…アンネの〈レジャーウェア〉】
タウンウェアとして「アンネナプキンＦ」、レジャーウェアとして「アンネスペリア」。

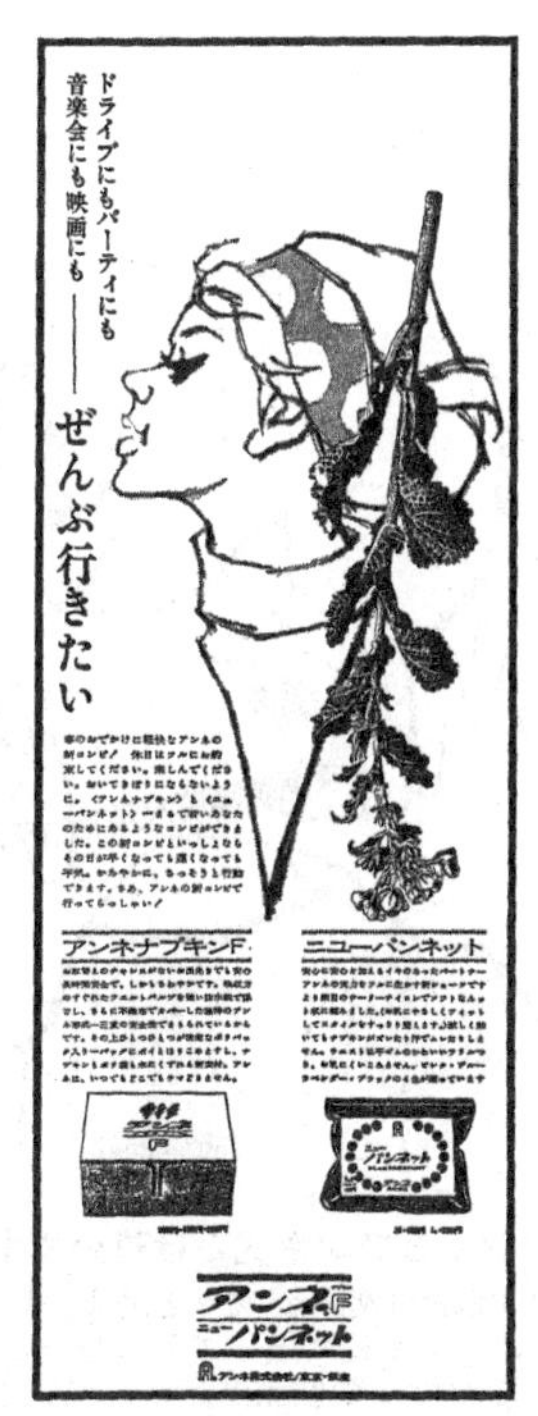

【ドライブにもパーティにも
音楽会にも映画にも――ぜんぶ行きたい】

1967年

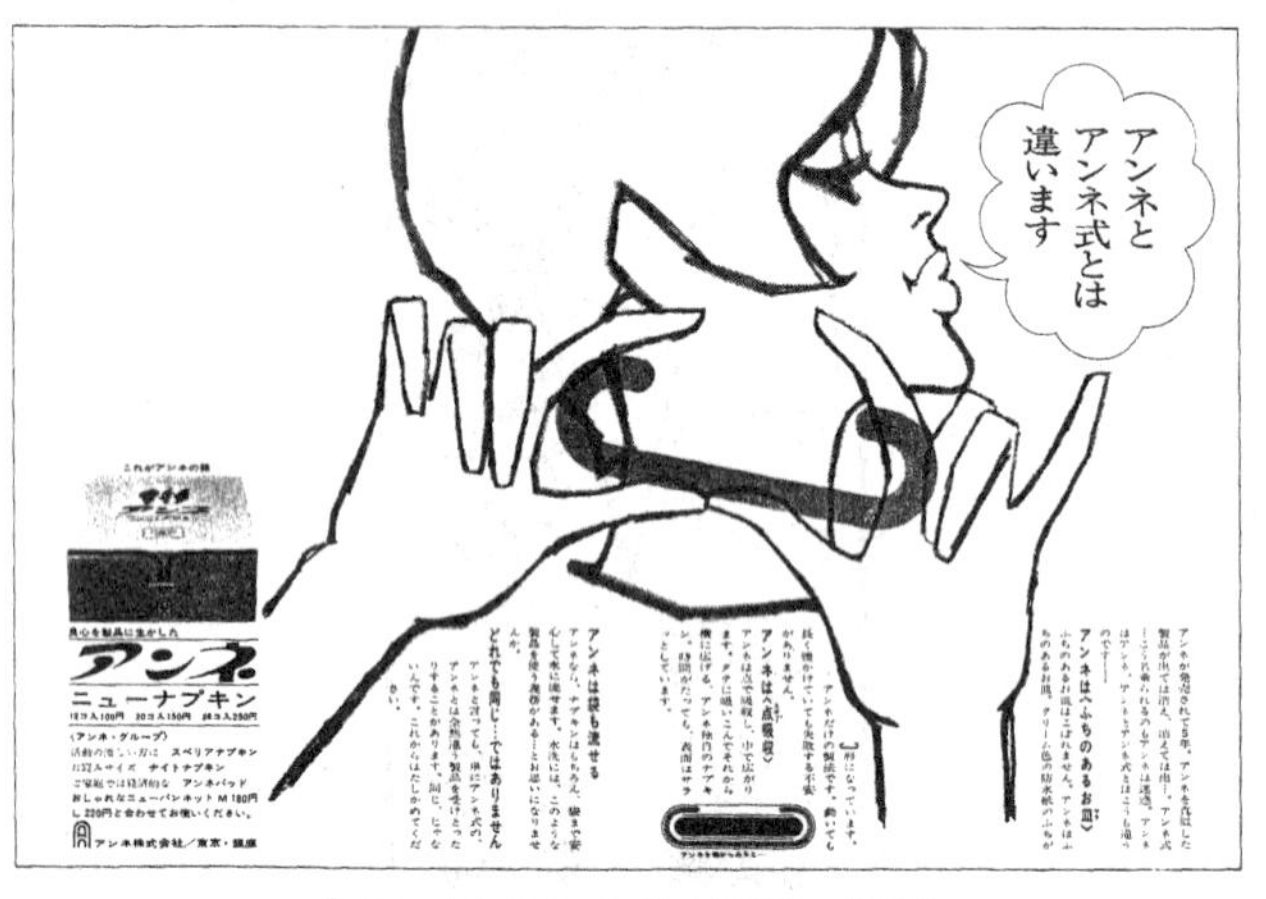

アンネと
アンネ式とは
違います
アンネは〈ふちのあるお皿〉
アンネは〈点吸収〉
アンネは袋も流せる
どれでも同じ…ではありません
良心を製品に生かした
アンネ
ニューナプキン
（アンネ・グループ）
スベリアナプキン
ナイトナプキン
アンネパッド
アンネ株式会社／東京・銀座

【アンネとアンネ式とは違います】

アンネナプキンの類似品を他社が次々と発売。「アンネ」が生理用品の代名詞となることはアンネ社にとっても嬉しいことであったが、「アンネください」という女性に類似品が売られている現状に一石を投じた（元アンネ社員からの聞き取り）。

《本日新発売》
きれい好きならホワイトアンネ
120円
180円
新しい生理用品の時代を開いたアンネが、こんどホワイトアンネを発表！　また一歩進んだナプキンを、世の女性に贈ります。ずっとお過ごしやすくなるように
もう、安心です
きれい好きなら白が好き
持ちはこびができる清潔さ
★しかも2割お安くなりました
《新商品》
ホワイトアンネ
ナプキン®
アンネ株式会社

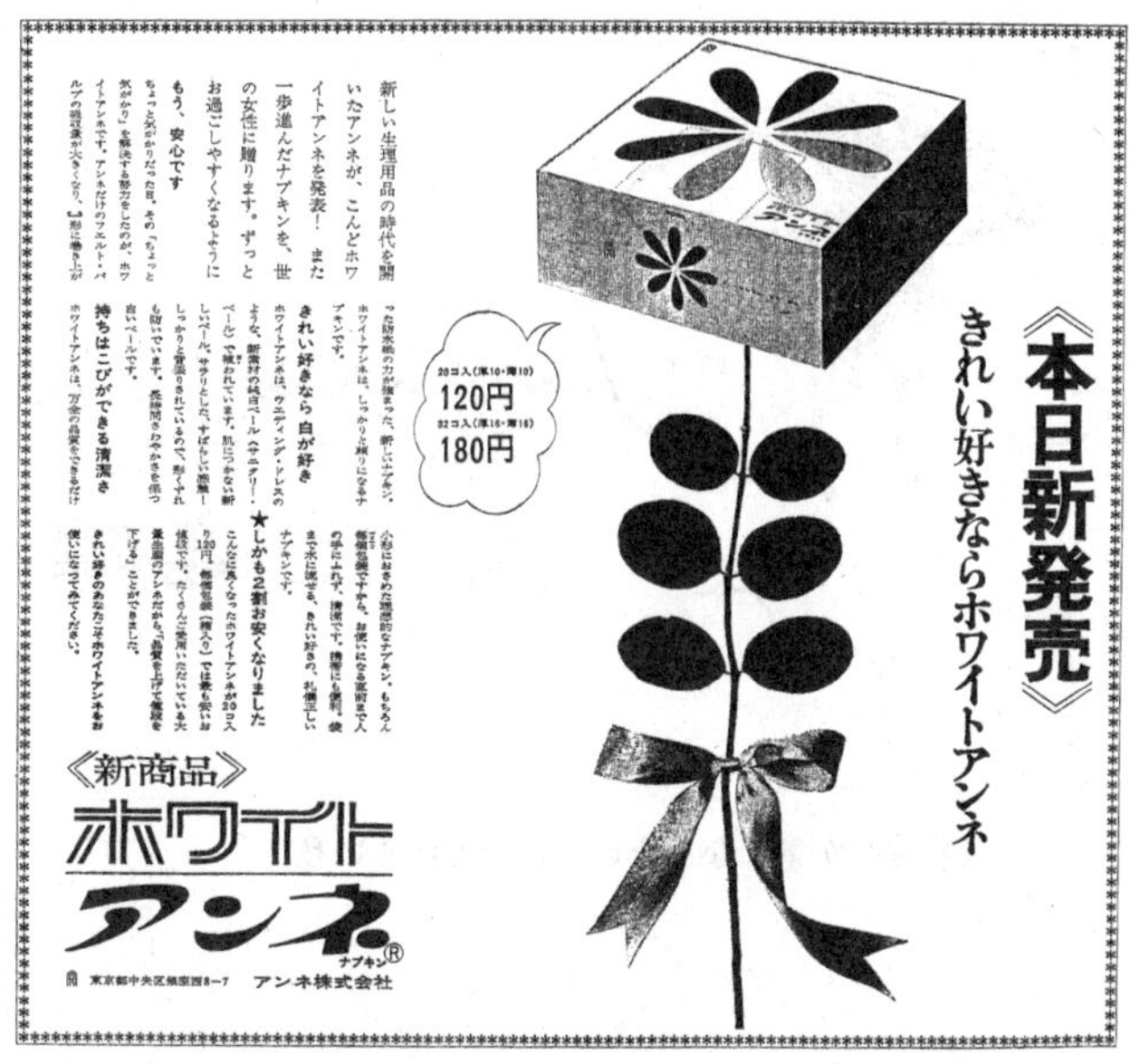

【《本日新発売》きれい好きならホワイトアンネ】
20個入り120円、32個入り180円。

第10回日本雑誌広告賞・活版部門第1位

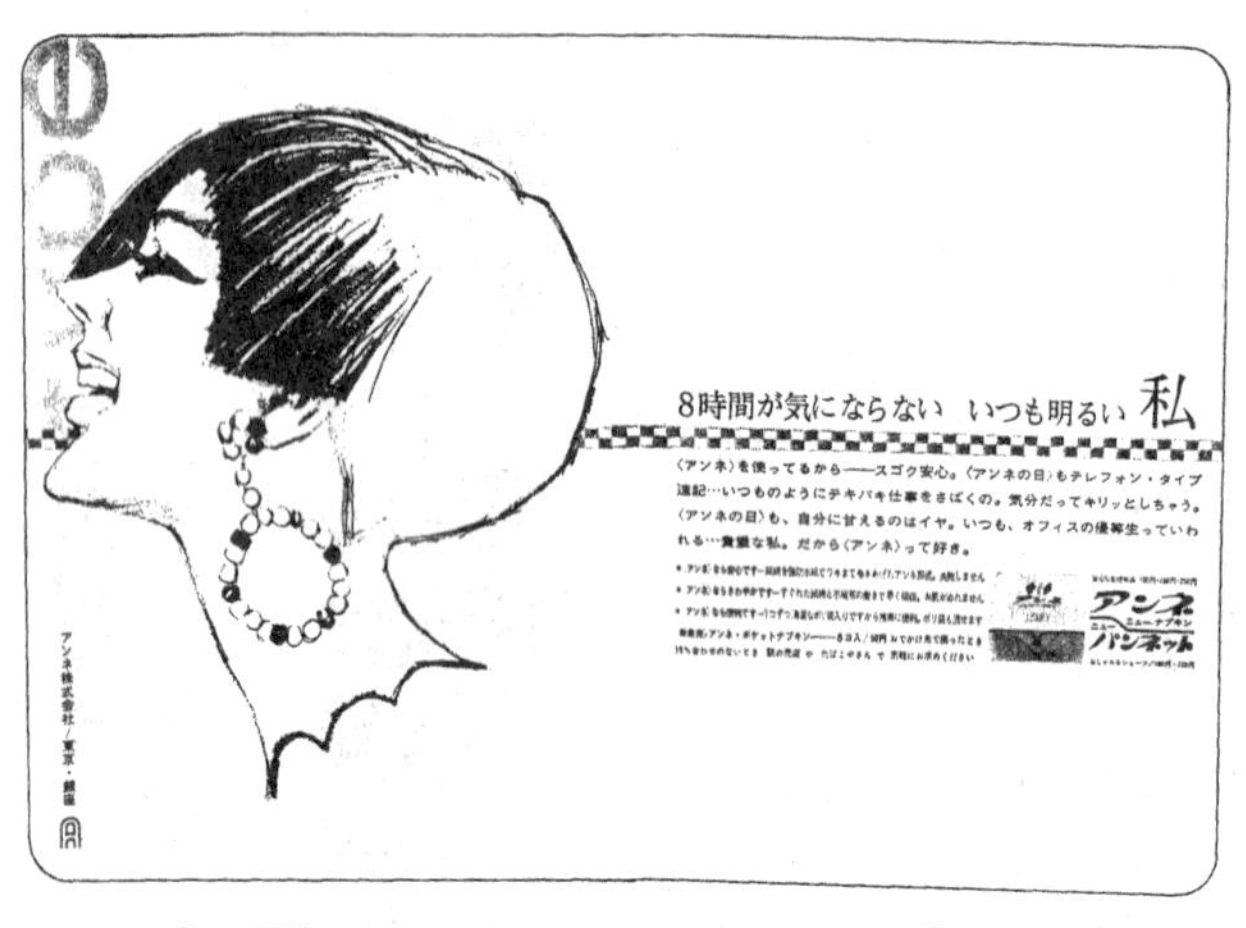

【8時間が気にならない　いつも明るい私】

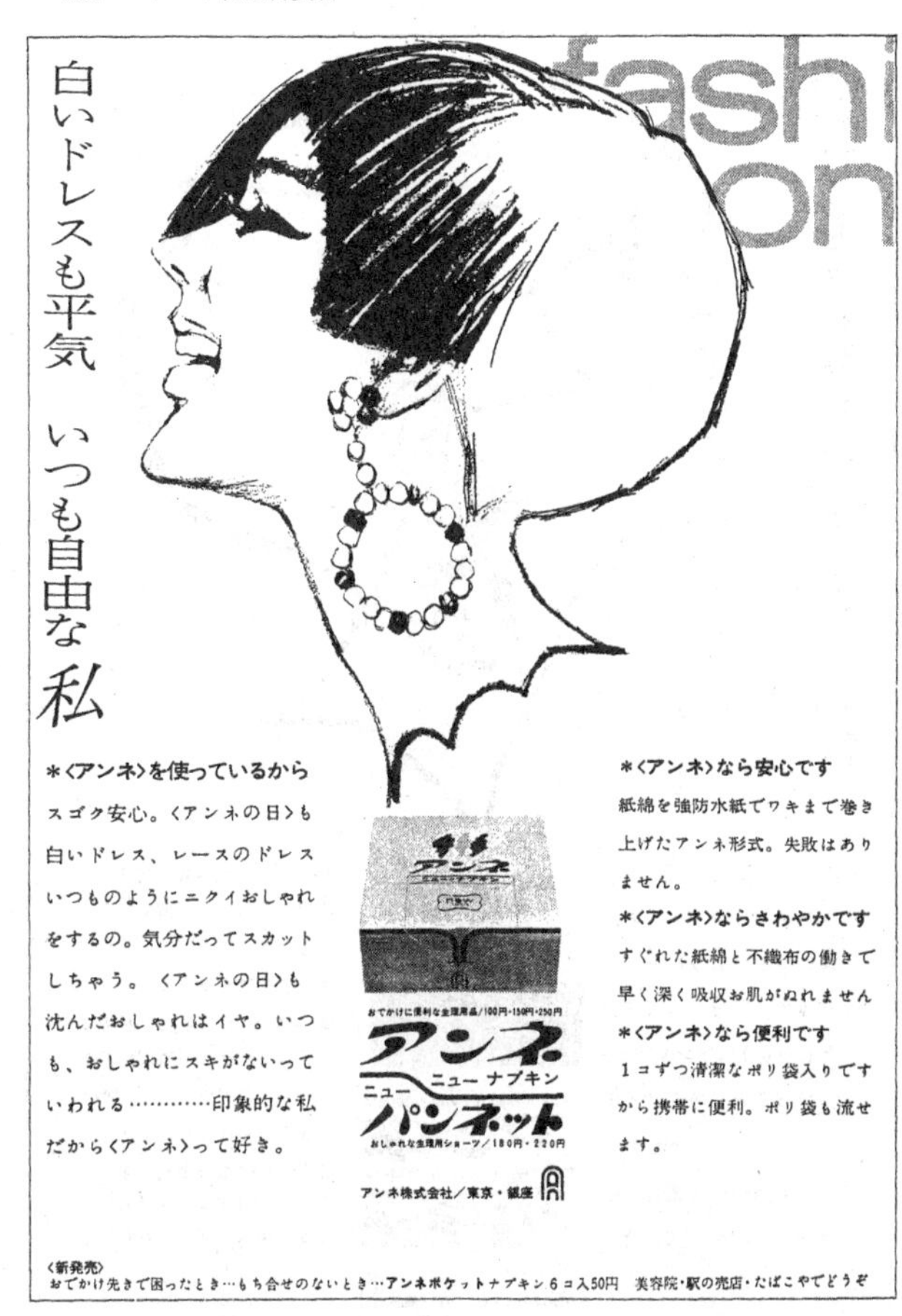

【白いドレスも平気　いつも自由な私】

「〈新発売〉おでかけ先きで困ったとき…もち合せのないとき…アンネポケットナプキン6コ入50円　美容院・駅の売店・たばこやでどうぞ」

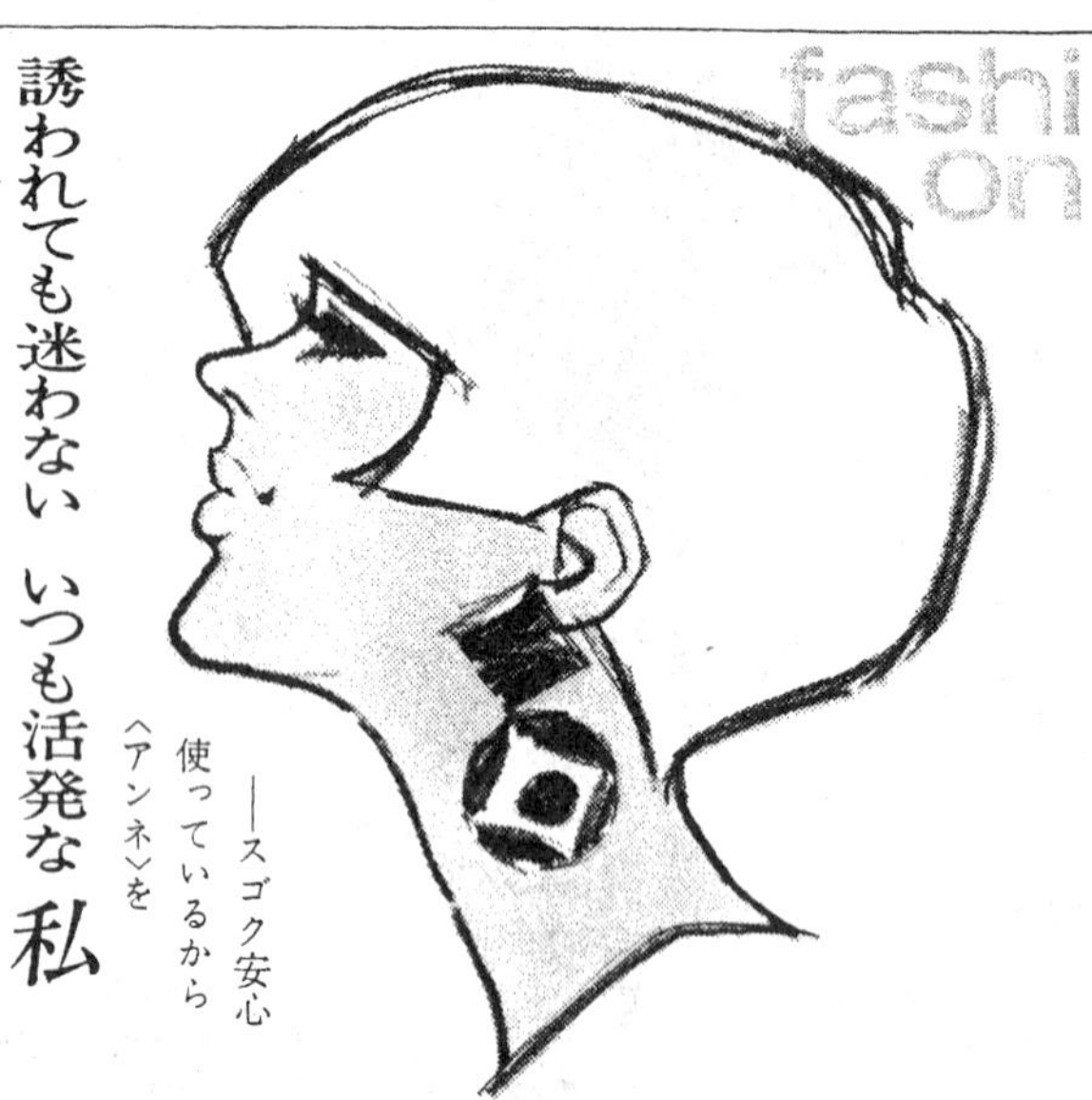

〈アンネの日〉も映画・ドライブ・ボーリング……お約束はいつものようにちゃんと守るの。気分だってスカッとしちゃう。〈アンネの日〉も、ひっこみじあんはイヤ　いつも、つきあいがいいっていわれる…… 人気者の私だから〈アンネ〉って好き

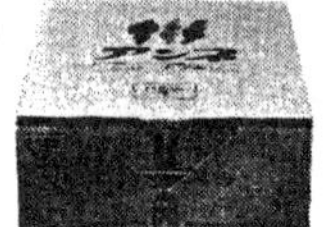

おでかけに便利な生理用品／100円・150円・250円
アンネ
ニュー ナプキン
ニュー
パンネット
おしゃれな生理用ショーツ／180円・220円

●〈アンネ〉なら安心です
紙綿を強防水紙で脇までグルリと巻きあげた、アンネ形式　まず、失敗がありません
●〈アンネ〉ならさわやかです
すぐれた紙綿と不織布が働きあって、すばやく、深く吸収　お肌が、ぬれたりしません
●〈アンネ〉なら便利です
1コずつ清潔なポリ袋入り…携帯に便利。水にも流せます

アンネ株式会社／東京・銀座

〈新発売〉
おでかけ先きで困ったとき…もち合せのないとき…アンネポケットナプキン　6コ入50円　美容院・駅の売店・たばこやでどうぞ

【誘われても迷わない　いつも活発な私】

第11回日本雑誌広告賞・多色刷部門第２位

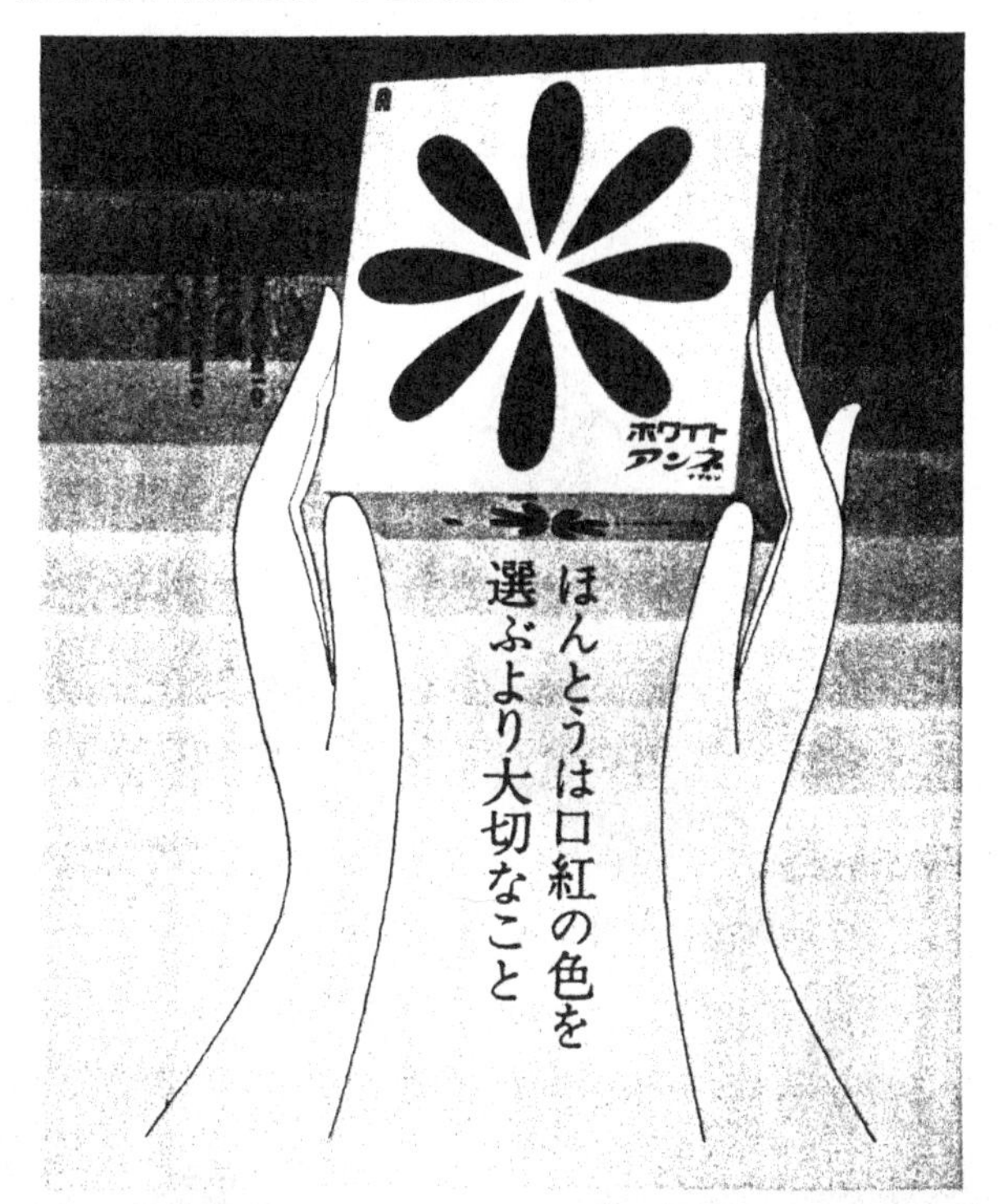

【ほんとうは口紅の色を選ぶより大切なこと】

この頃から単刀直入だったキャッチコピーが、洗練されたものへと変化している。

1968年

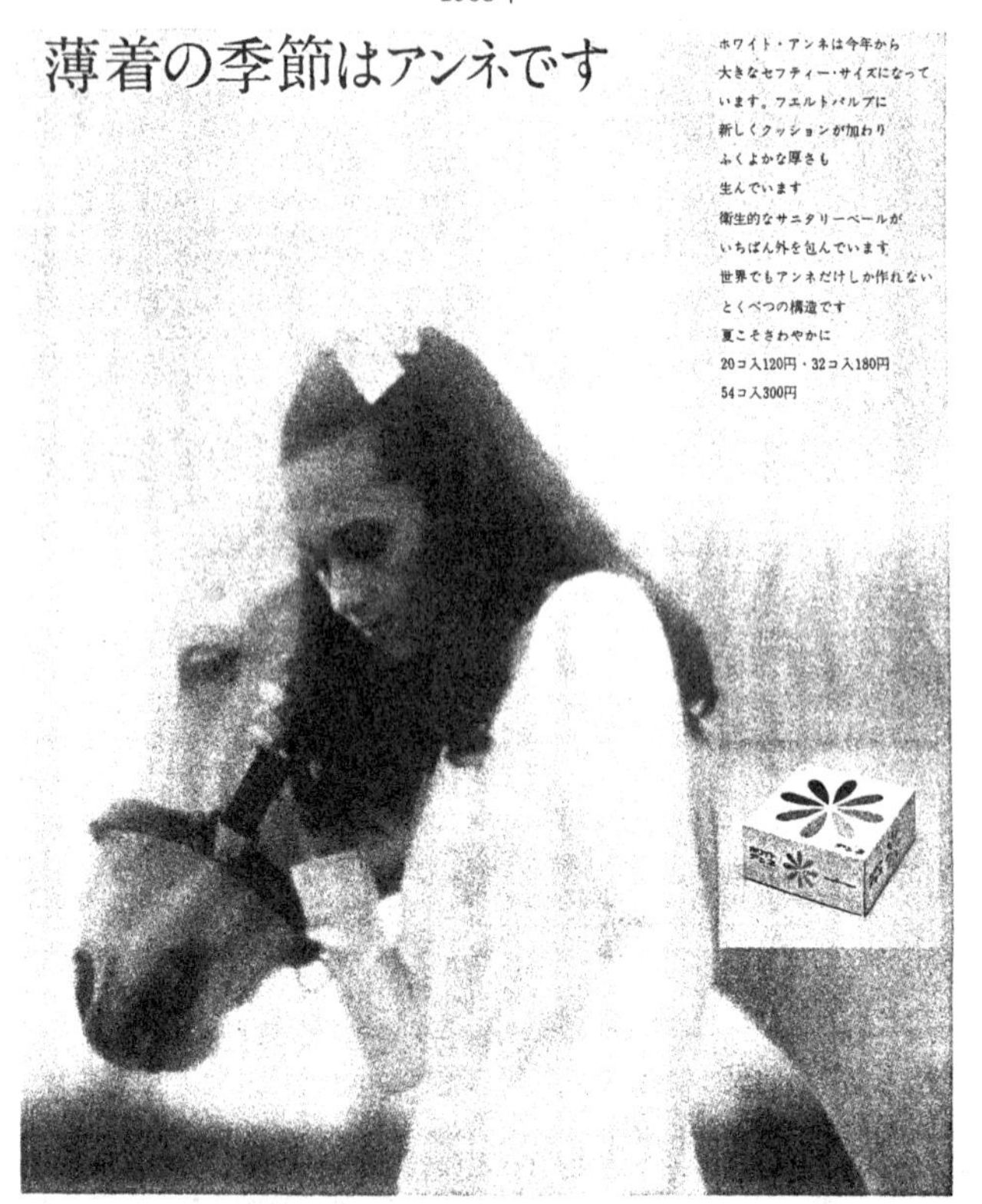

【薄着の季節はアンネです】

これ以降、イラストではなく女性モデルを起用。

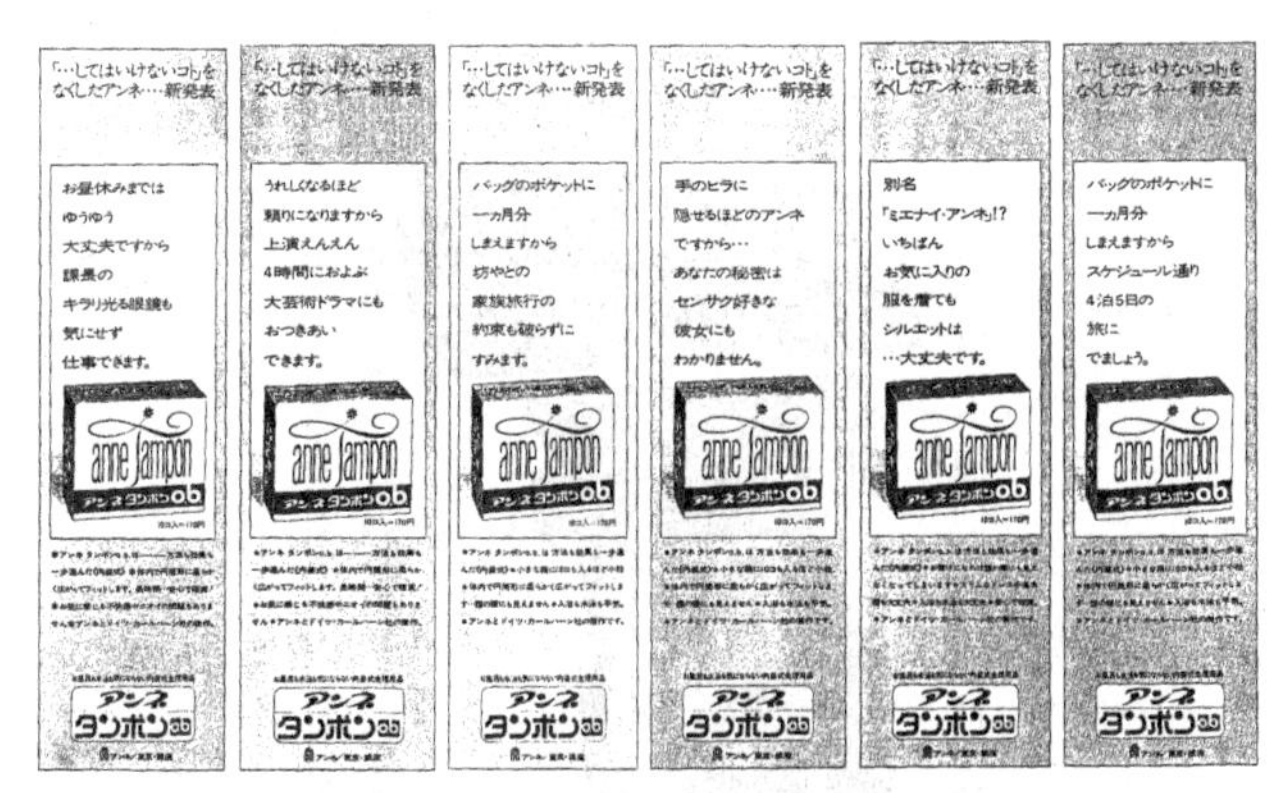

【「…してはいけないコト」をなくしたアンネ】

「アンネタンポンo.b.」がドイツのカールハーン社との技術提携により新発売。o.b. はドイツ語のohne binde（「ナプキン無しで」の意）の略。10個入り170円。

「お風呂も水泳も気にならない…内装式生理用品」

「その良さについては何百万人…という欧米の女性たちが推薦しています」

試供品のサービスも。

以下、アンネタンポンo.b.のシリーズ広告。

「お昼休みまではゆうゆう大丈夫ですから課長のキラリ光る眼鏡も気にせず仕事できます。」

「うれしくなるほど頼りになりますから上演えんえん4時間におよぶ大芸術ドラマにもおつきあいできます。」

「手のヒラに隠せるほどのアンネですから…あなたの秘密はセンサク好きな彼女にもわかりません。」

「バッグのポケットに一カ月分しまえますからスケジュール通り4泊5日の旅にでましょう。」

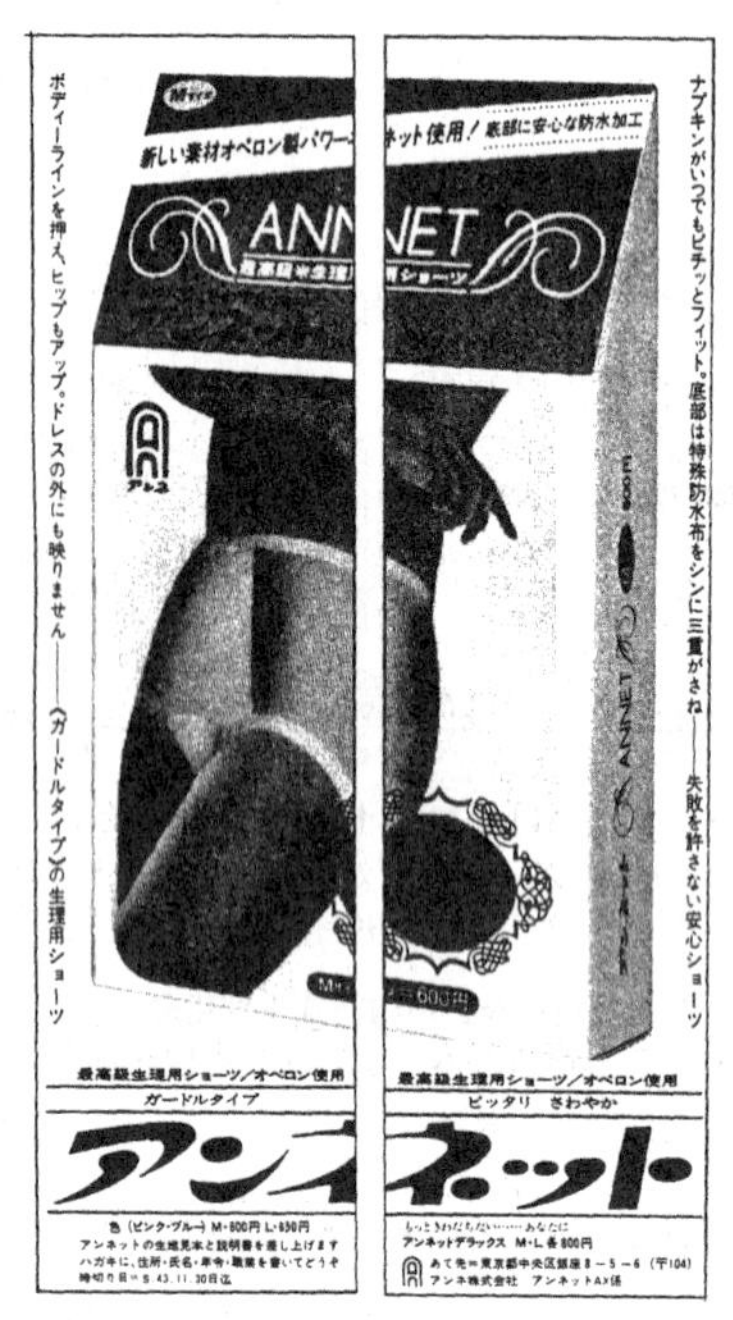

【アンネット】

ガードルタイプの生理用ショーツ新発売。Mサイズ600円、Lサイズ650円。

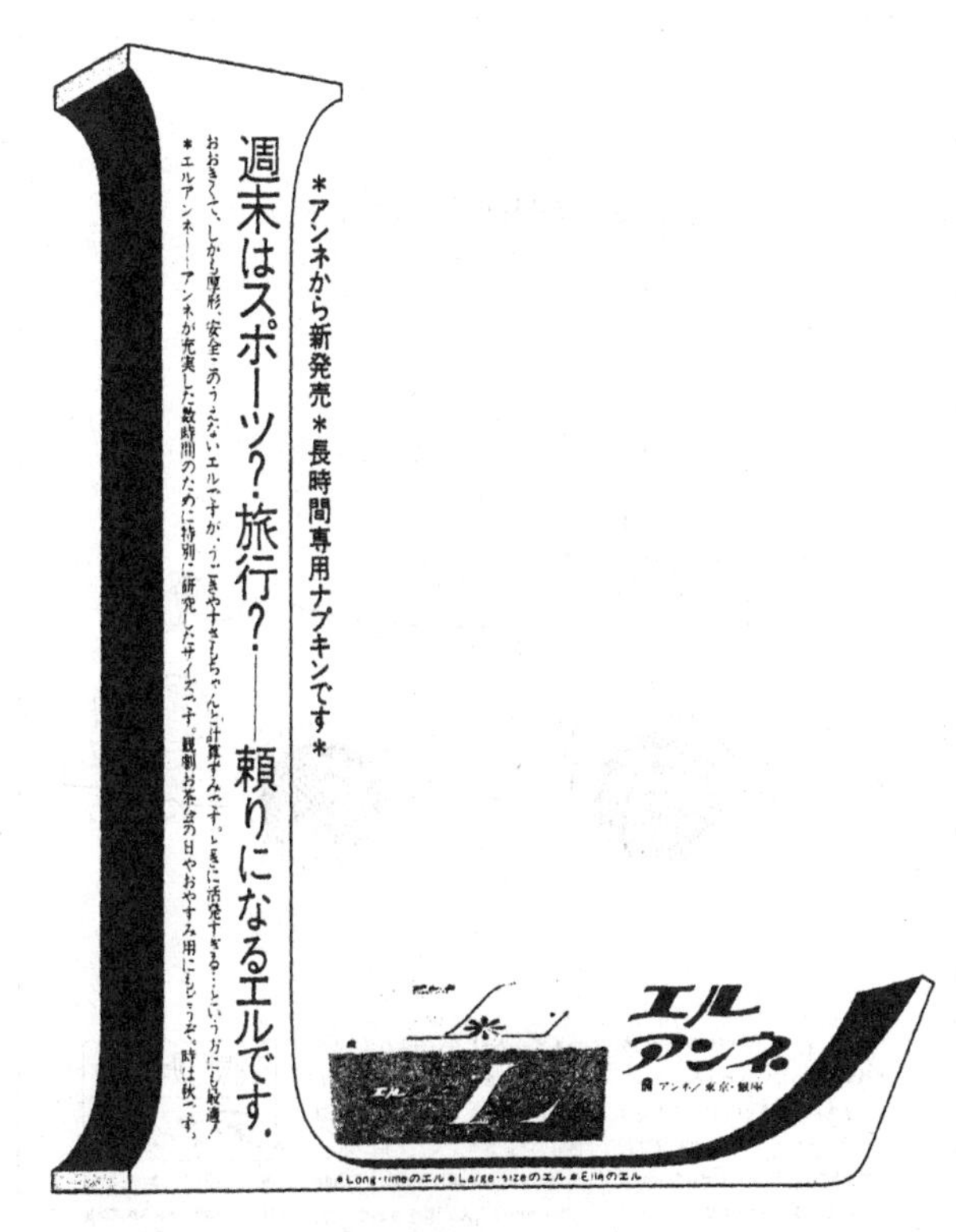

【週末はスポーツ？旅行？——頼りになるエルです。】
長時間専用ナプキン「エル」新発売。

不満足が、ひと月20円に代えられますか

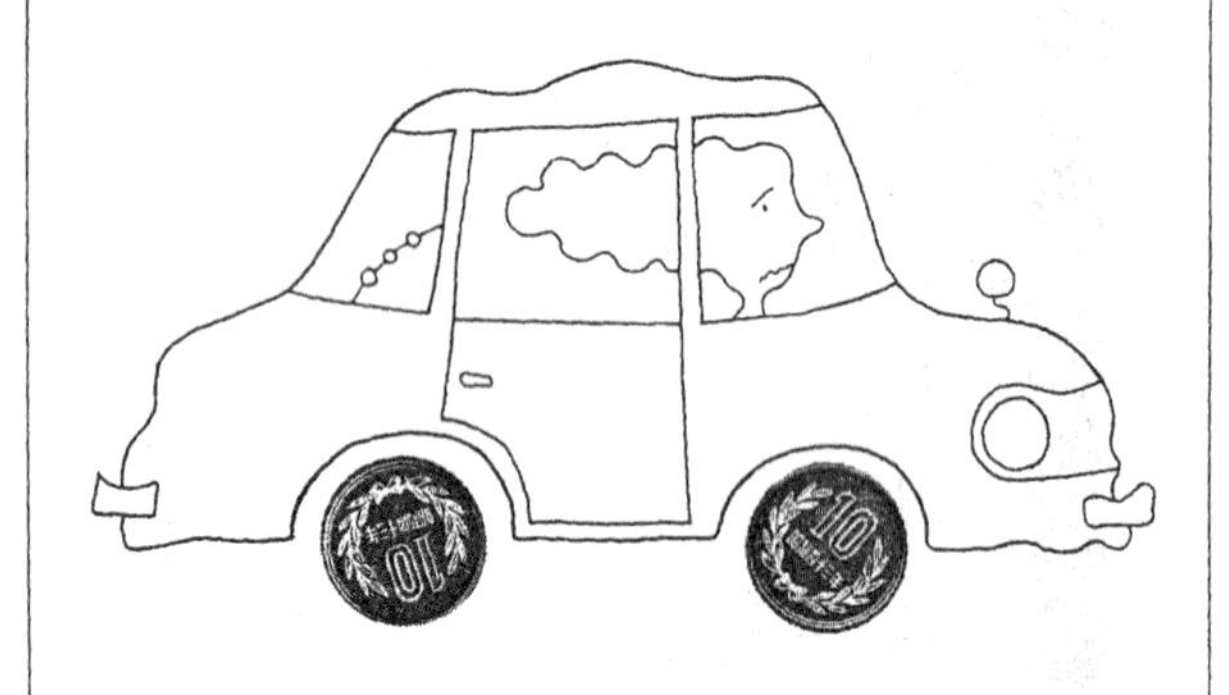

なぜ、もっと早く気づかなかったかと後悔なさっているヒトもいらっしゃいます。きょ年の10月から大きなセフティーサイズになっています。フエルトバルブに新しくクッションが加わって、ふくよかな厚さになっています。浸透しない不織布ベールがいちばん外を包んでいます。肌ざわりも安心なことも申し分のない5層構造です。世界中でアンネだけしかつくれません。ふつうの品と何10円しかちがいません。夏をさわやかに。

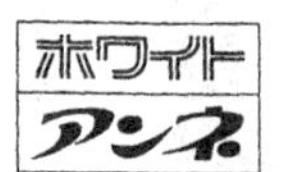

20コ入 120円・32コ入 180円
54コ入 300円 アンネ株式会社

【不満足が、ひと月20円に代えられますか】
他社の安い類似品を意識した（元アンネ社員からの聞き取り）。

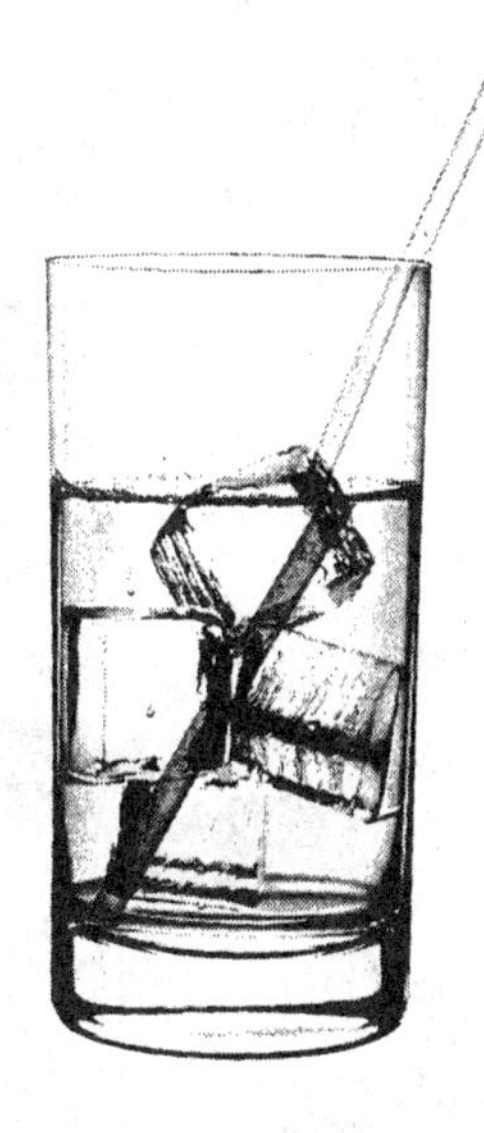

お茶代をひと月たった1回、節約しませんか？

アンネは、世界で初めて創作された〈女性のための傑作〉、その後アンネのようなものが続出したのに、追いつけません。ひと月、わずか何10円かの違いで、あなた自身をゼイタクにいたわれます。〈アンネの日〉を忘れてしまうくらい快調。今年から大きなセフティーサイズになりましたフエルトパルプに新しいクッション層が加わり、ふくよかな厚さになっています。独特のサニタリーベールが外を包んでもいます。肌ざわりのよさや安心なことも申し分のない5層構造です。すがすがしい夏をどうぞ

デリケートなあなたの

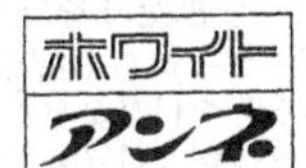

20コ入 120円・32コ入 180円
54コ入 300円・アンネ株式会社

【お茶代をひと月たった1回、節約しませんか？】

「アンネは、世界で初めて創作された〈女性のための傑作〉、（中略）ひと月、わずか何10円かの違いで、あなた自身をゼイタクにいたわれます。」

1969年

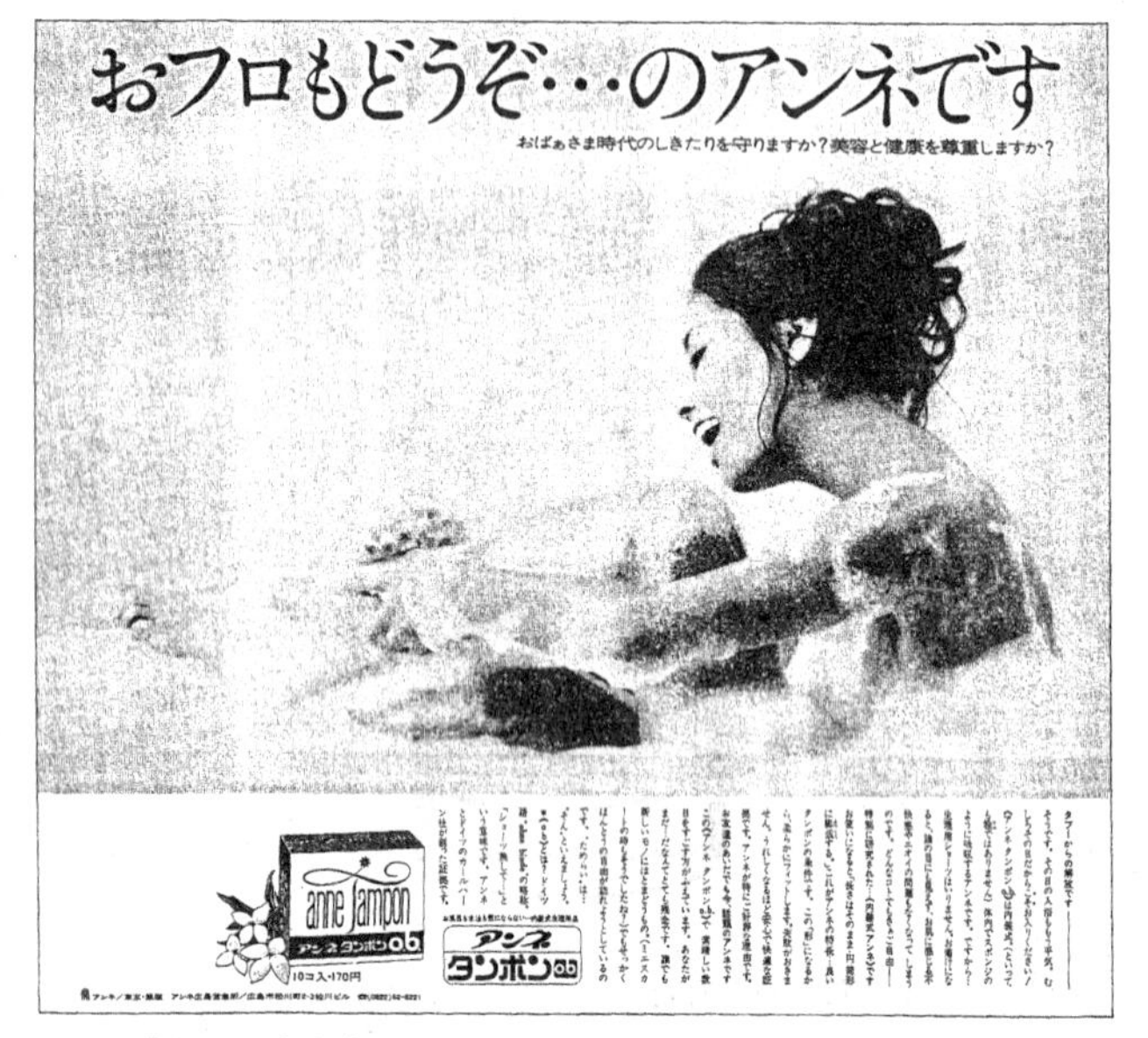

【おフロもどうぞ…のアンネです——おばぁさま時代のしきたりを守りますか？美容と健康を尊重しますか？】

「タブーからの解放です——そうです。その日の入浴ももう平気。むしろその日だからこそお入りください！」

「せっかくほんとうの自由が訪れようとしているのです。“ためらい”は“そん”といえましょう。」

第12回日本雑誌広告賞・活版部門第1位

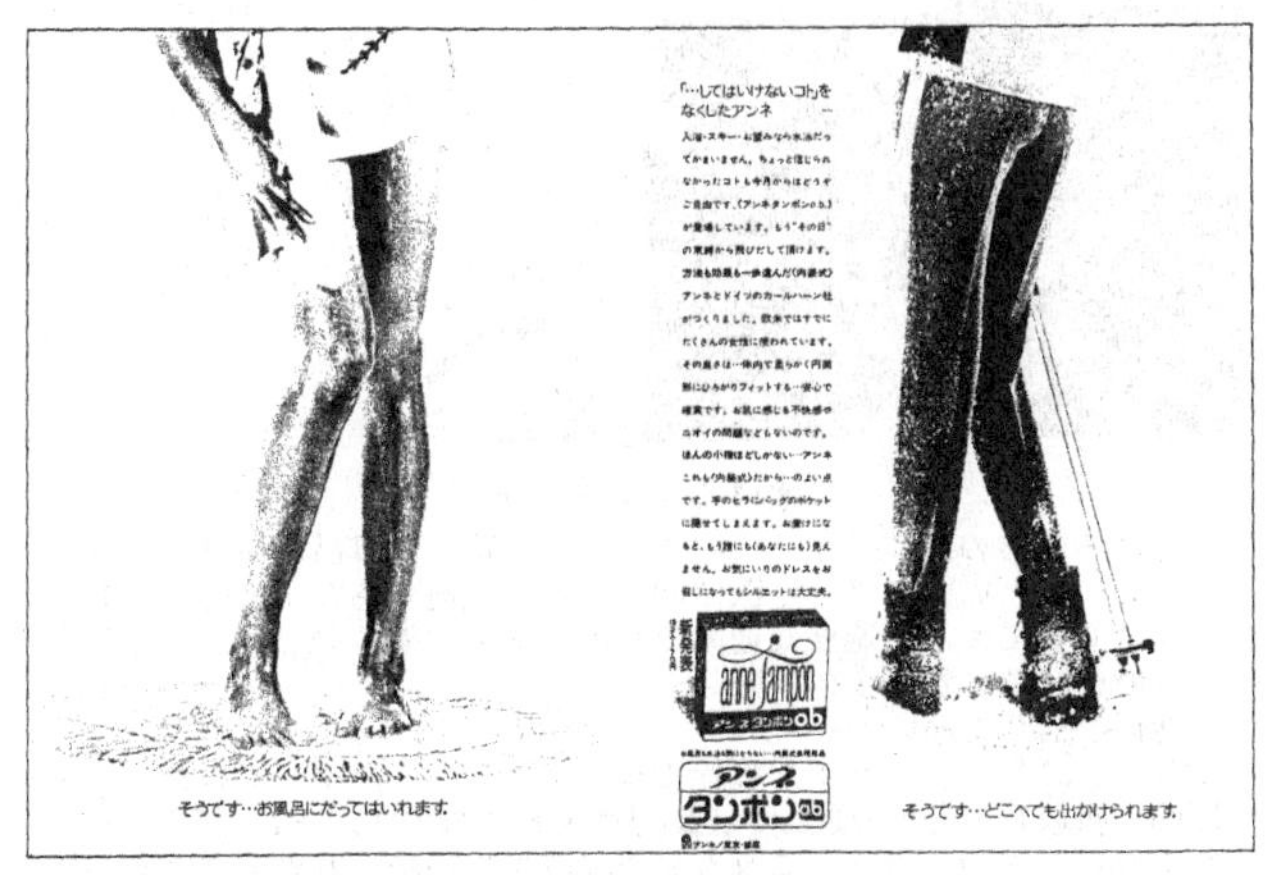

【そうです…お風呂にだってはいれます。
そうです…どこへでも出かけられます。】

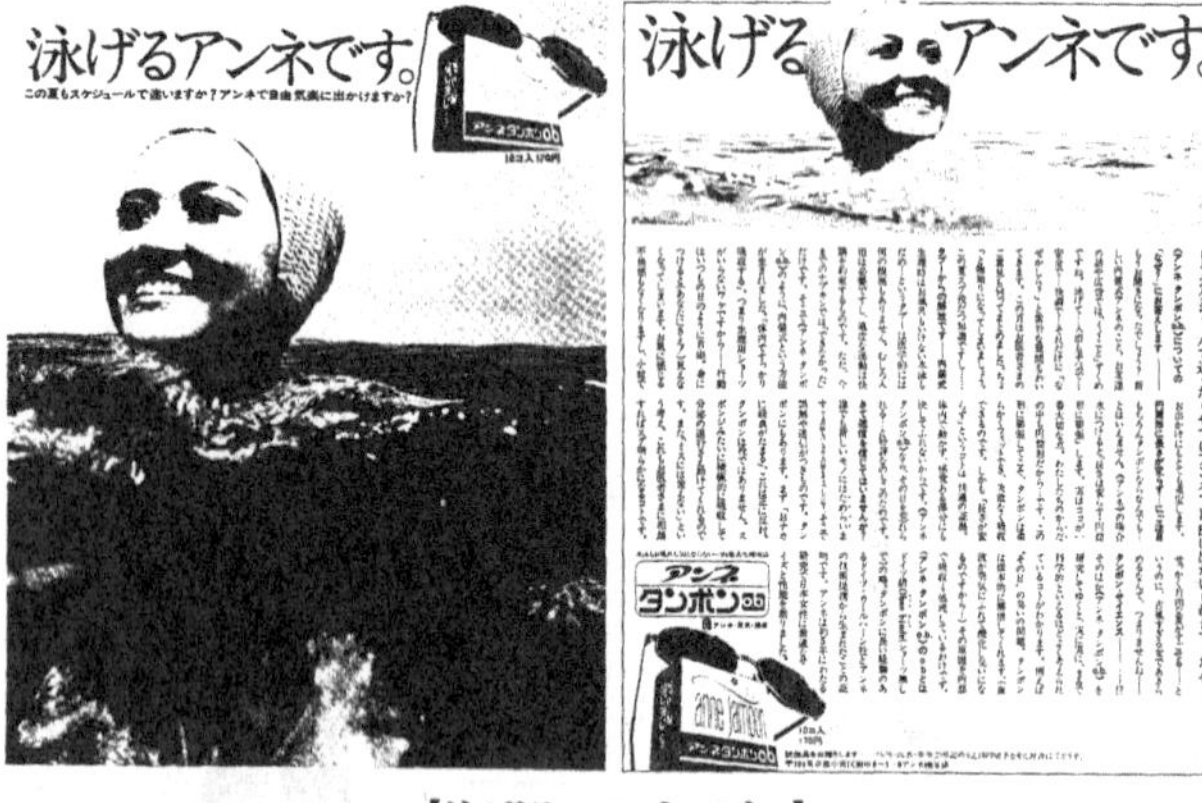

【泳げるアンネです。】

「タブーからの解放です——内装式　生理時はお風呂もいけない水泳もだめ……というタブーは医学的には何の根拠もありません。むしろ入浴は必要ですし、適度な運動は快調を約束するものです。ただ、今までのナプキンでは『できなかった』だけです」

「迷信を信じてはいませんか？——（中略）『おナカに経血がたまる』これは正に反対。タンポンは栓ではありません。スポンジみたいに積極的に吸収して分泌の進行さえ助けてくれるのです。また、『ミスには使えない』という考え、これもお医者さまに相談すればスグ明らかになるコトです。せっかく自由な夏がすごせる…というのに、古風すぎる女であきらめるなんて、つまりませんね」

「泳げるアンネです。」というキャッチコピーに対し、他のメーカーから、「タンポンは浮き輪なのか」と揶揄されたという（元アンネ社員からの聞き取り）。

1970年

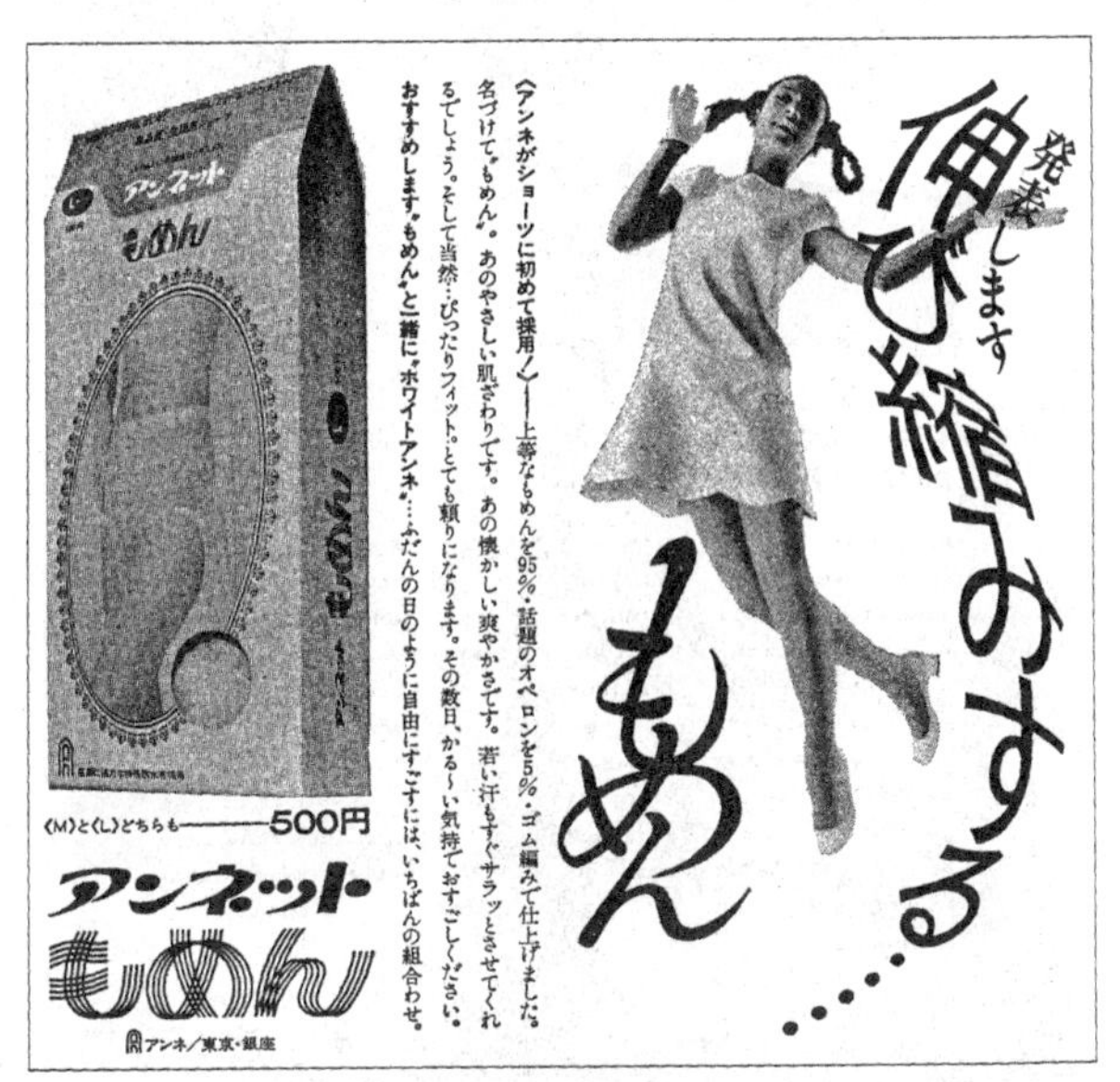

発表します
伸び縮みする……もめん
〈アンネがショーツに初めて採用!〉――上等なもめんを95%・話題のオペロンを5%・ゴム編みで仕上げました。名づけて〝もめん〟。あのやさしい肌ざわりです。あの懐かしい爽やかさです。若い汗もすぐサラッとさせてくれるでしょう。そして当然…ぴったりフィット。とても頼りになります。その数日、かる〜い気持でおすごしください。おすすめします〝もめん〟と一緒に〝ホワイトアンネ〟…ふだんの日のように自由にすごすには、いちばんの組合わせ。
アンネット
もめん
〈M〉と〈L〉どちらも――500円
アンネット
もめん
アンネ／東京・銀座

【発表します　伸び縮みする…もめん】
「アンネットもめん」新発売。Mサイズ、Lサイズともに500円。

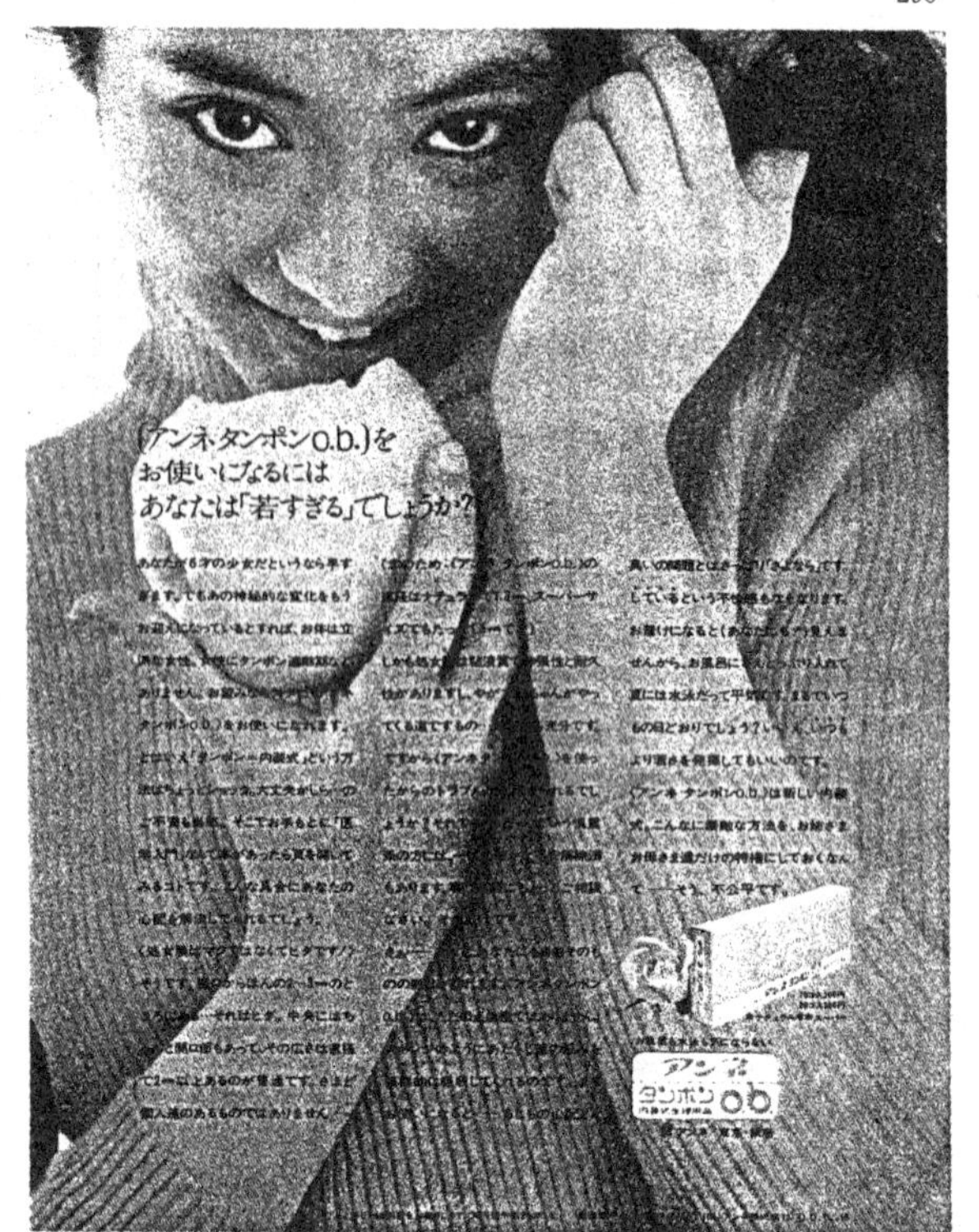

【《アンネタンポンo.b.》をお使いになるにはあなたは「若すぎる」でしょうか?】

「あなたが6才の少女だというなら早すぎます。でもあの神秘的な変化をもうお迎えになっているとすれば、お体は立派な女性。女性にタンポン適齢期などありません。(中略)《処女膜はマクではなくヒダです!》そうです。膣口からほんの2～3mmのところにある…それはヒダ。(中略)しかも処女膜は粘液質で伸張性と耐久性があります(中略)こんなに素敵な方法を、お姉さまお母さま達だけの特権にしておくなんて――そう、不公平です。」

何がアンネに起こったのでしょう。

1枚の不思議なシートがアンネを大きく変えました。パフアンネ新発売。

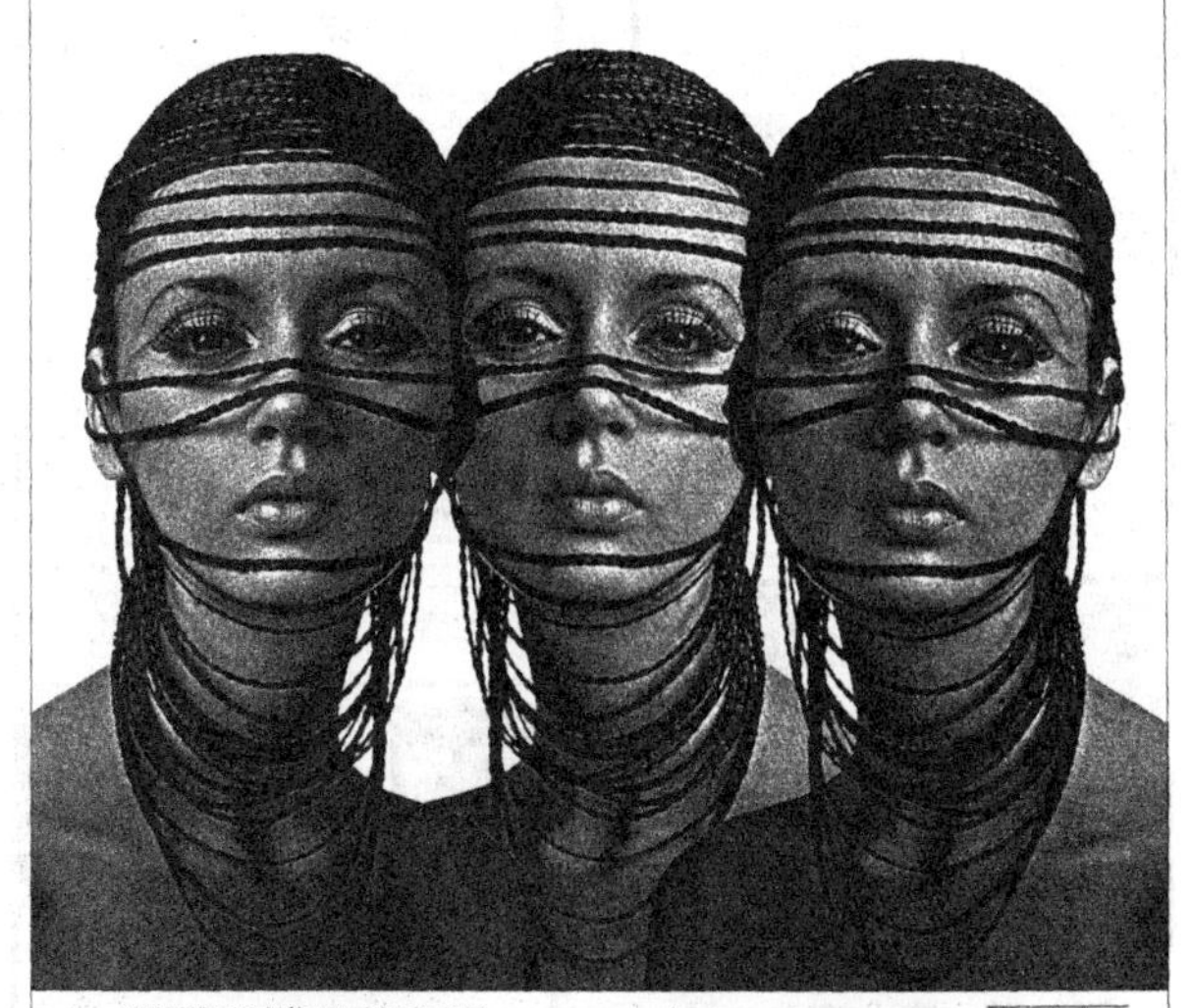

これほど頼りになるナプキンがいままであったでしょうか。勿論「いいえ」です。パフアンネには確実にモレを防ぎながら使用後は完全に水に溶ける新開発の不思議な化学の膜〈ミクロシート〉がはいったのです。これは大きな違い。長時間安心なうえ使用後は袋まで全部水に流せるさわやかさの決め手。こんどナプキンをお求めの時はミクロシート入りかどうかお確かめください。量の多い日や外出時も安心です。

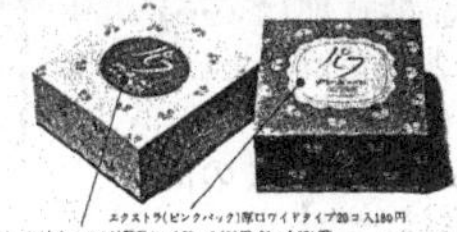

パフ

アンネ

ナプキン

東京・銀座・アンネ株式会社

【何がアンネに起こったのでしょう。——１枚の不思議なシートがアンネを大きく変えました。パフアンネ新発売。】

新開発の「ミクロシート」を採用。

アンネット　女の歴史シリーズ

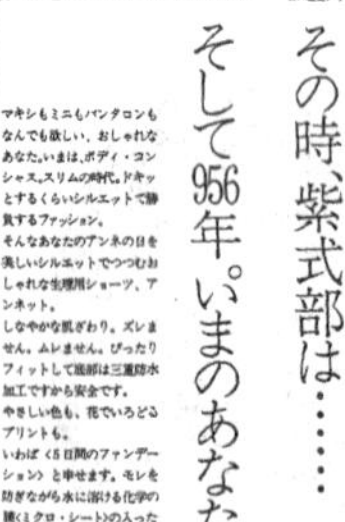

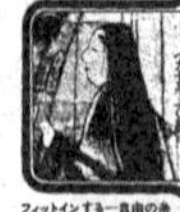

女の歴史シリーズ(2)

その時、紫式部は……

「もし男の子だったら、どんなにしあわせだっただろう」と父君を嘆かせたほどの、紫式部。1001年、夫に先立たれやがて一条天皇の中宮、彰子に仕える身となってから書きはじめた、あの源氏物語。なんと7年にもわたって完成したのですから、いまでいう才女どころではありませんね。眉を落とし、白粉をぬり、歯を黒く染めて黒髪ゆたかに十二単衣に包まれていた紫式部。そんな華やかな平安の上流社会に身をおきながらアンネの日だけはビューティフルじゃなかったのです。不浄のものとして、きらわれ穢れの思想がありましたからしかたがありません。柔かい紙の詰め紙で詰めものをして、ひそやかに静かにしていたということです。帳をたらした几帳の上で、黙々として書きつづけた彼女のすがたが、目に浮かぶようではありませんか。

フィットインする一自由の糸 オペロン使用！

おしゃれな生理用ショーツ アンネット

アンネ株式会社／東京・銀座

そして956年。いまのあなたは……

マキシもミニもパンタロンもなんでも欲しい、おしゃれなあなた。いまは、ボディ・コンシャス。スリムの時代。ドキッとするくらいシルエットで勝負するファッション。そんなあなたのアンネの日を美しいシルエットでつつむおしゃれな生理用ショーツ、アンネット。しなやかな肌ざわり。ズレません。ムレません。ぴったりフィットして底部は三重防水加工ですから安全です。やさしい色も、花でいろどるプリントも。いわば〈5日間のファンデーション〉と申せます。モレを防ぎながら水に溶ける化学の膜〈ミクロ・シート〉の入った新しいナプキン、パフアンネとあわせて、お使いになればいっそうさわやかです。

アンネット・デラックス L・Mサイズ共……850円
アンネット・ファンシー L・Mサイズ共……800円
アンネット・もめん L・Mサイズ共……550円

ぴったりさわやか！ アンネット L・Mサイズ共……650円

【その時、紫式部は……】

穢れた身として慎んでいなければならなかった平安時代。

【そして956年。いまのあなたは……】

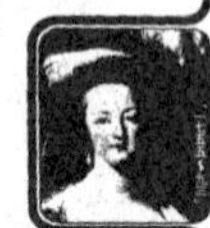

女の歴史シリーズ(1)

その時、マリー・アントワネットは……

「パンがなくて飢え死にしそうならば、ケーキを食べればよいではありませんか」というエピソードで有名なかの誇り高きマリー・アントワネット。ロココ趣味につつまれながら優雅に華やかに、おしゃれのかぎりを楽しんでいた王妃。でも、とうとう牢獄に閉じこめられる日がやってきました。そして、あしたギロチンの露と消える前の日、アンネの日になってしまったのです。その時彼女はひそかに看守の娘からボロ布をもらい受け、アンネの身固めをしたといいます。なにか、一種のあわれを誘うとともに、この王妃の、さいごを飾るにふさわしい真に気高い、威厳に満ちた女性として、いがいと知られていないお話ではないかしら？

フィットインする一自由の糸 オペロン使用！

おしゃれな生理用ショーツ アンネット

アンネ株式会社／東京・銀座

そして177年。いまのあなたは……

マキシもミニもパンタロンもなんでも欲しい、おしゃれなあなた。いまは、ボディ・コンシャス。スリムの時代。ドキッとするくらいシルエットで勝負するファッション。そんなあなたのアンネの日を美しいシルエットでつつむおしゃれな生理用ショーツアンネット。しなやかな肌ざわり。ズレません。ムレません。ぴったりフィットして底部は三重防水加工ですから安全です。やさしい色も、花でいろどるプリントも。いわば〈5日間のファンデーション〉と申せます。確実にモレを防ぐ化学の膜〈ミクロ・シート〉の入った画期的なナプキン、パフアンネとあわせてお使いになれば、いっそうさわやかです。

アンネット・デラックス L・Mサイズ共……850円
アンネット・ファンシー L・Mサイズ共……800円
アンネット・もめん L・Mサイズ共……550円

ぴったり、さわやか！ アンネット L・Mサイズ共……650円

【その時、マリー・アントワネットは……】

処刑の前日、月経が始まったアントワネットが、看守の娘からひそかにボロ布をもらったという話。

【そして177年。いまのあなたは……】

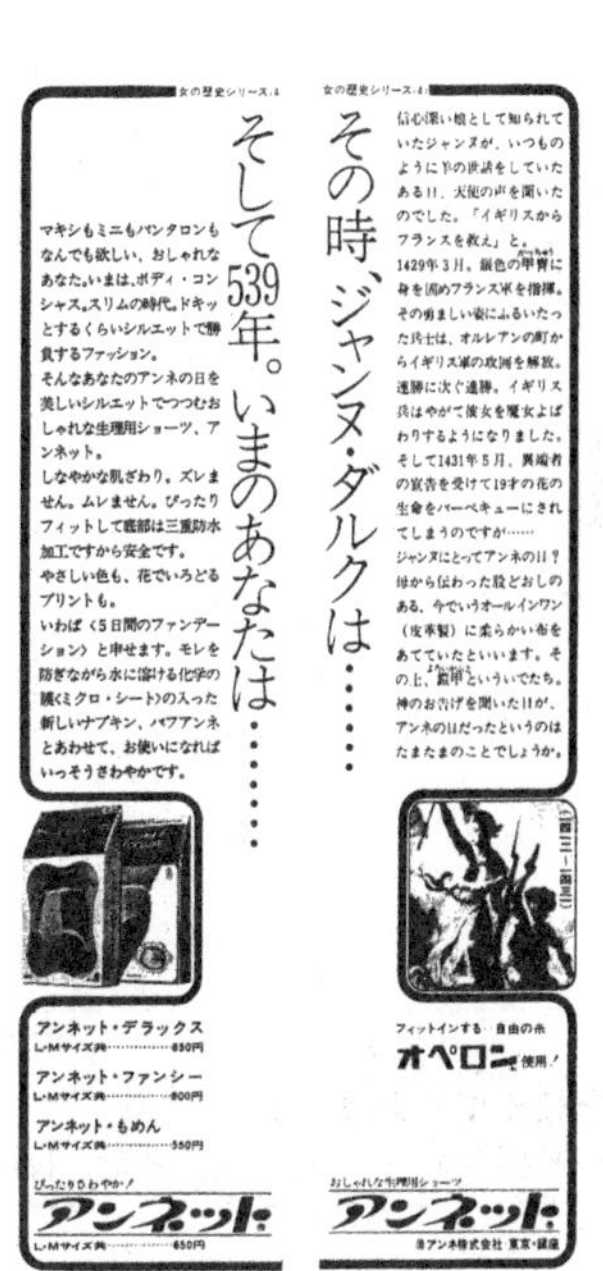

【その時、ジャンヌ・ダルクは……】

「母から伝わった股どおしのある、今でいうオールインワン（皮革製）に柔らかい布をあてていたといいます。その上、鎧甲といういでたち。神のお告げを聞いた日が、アンネの日だったというのはたまたまのことでしょうか。」

【そして539年。いまのあなたは……】

女の歴史シリーズ・3

その時、八百屋お七は……

1681年、江戸本郷の火事で類焼にあい、近くの円乗寺で仮営業をはじめた八百屋、お七の一家。そこの寺小姓、左兵衛にお七は一目ホレ。楽しいデートを重ねるうちに、やがて、お七の家が完成、ムリヤリ離れ離れにされた2人の胸を、チョコマカとりもったチンピラの吉三郎、ある日お七に耳うちし、「お前さんの家がまたなくなれば、左兵衛のいる寺へまた行けるじゃないか」と放火をほのめかしたのでした。そこでお七はついにわが家に放火。もち、吉三郎ともども火あぶりの刑。江戸の中期、アンネの日は“お馬”、“手無し”ともいわれ彼女は半紙を折って越中ふんどし状の丁字帯をつくり、柔らかい紙をあてていたといいます。火をつけた日がアンネの日だったと聞くと、そのいじらしさに胸がつまる思いがしますね。

フィットインする・自由の糸
オペロン使用！

おしゃれな生理用ショーツ
アンネット
アンネ株式会社 東京・銀座

女の歴史シリーズ・3

そして287年。いまのあなたは……

マキシもミニもパンタロンもなんでも欲しい、おしゃれなあなた。いまは、ボディ・コンシャス。スリムの時代。ドキッとするくらいシルエットで勝負するファッション。
そんなあなたのアンネの日を美しいシルエットでつつむおしゃれな生理用ショーツ、アンネット。
しなやかな肌ざわり。ズレません。ムレません。ぴったりフィットして底部は三重防水加工ですから安全です。
やさしい色も、花でいろどるプリントも。
いわば〈5日間のファンデーション〉と申せます。モレを防ぎながら水に溶ける化学の膜〈ミクロ・シート〉の入った新しいナプキン、パフアンネとあわせて、お使いになればいっそうさわやかです。

アンネット・デラックス
L・Mサイズ共……850円
アンネット・ファンシー
L・Mサイズ共……800円
アンネット・もめん
L・Mサイズ共……550円

ぴったりさわやか！
アンネット
L・Mサイズ共……650円

【その時、八百屋お七は……】

「江戸の中期、アンネの日は“お馬”、“手無し”ともいわれ彼女は半紙を折って、越中ふんどし状の丁字帯をつくり、柔らかい紙をあてていたといいます。」

【そして287年。いまのあなたは……】

1971年

第13回日本雑誌広告賞・多色刷部門第２位

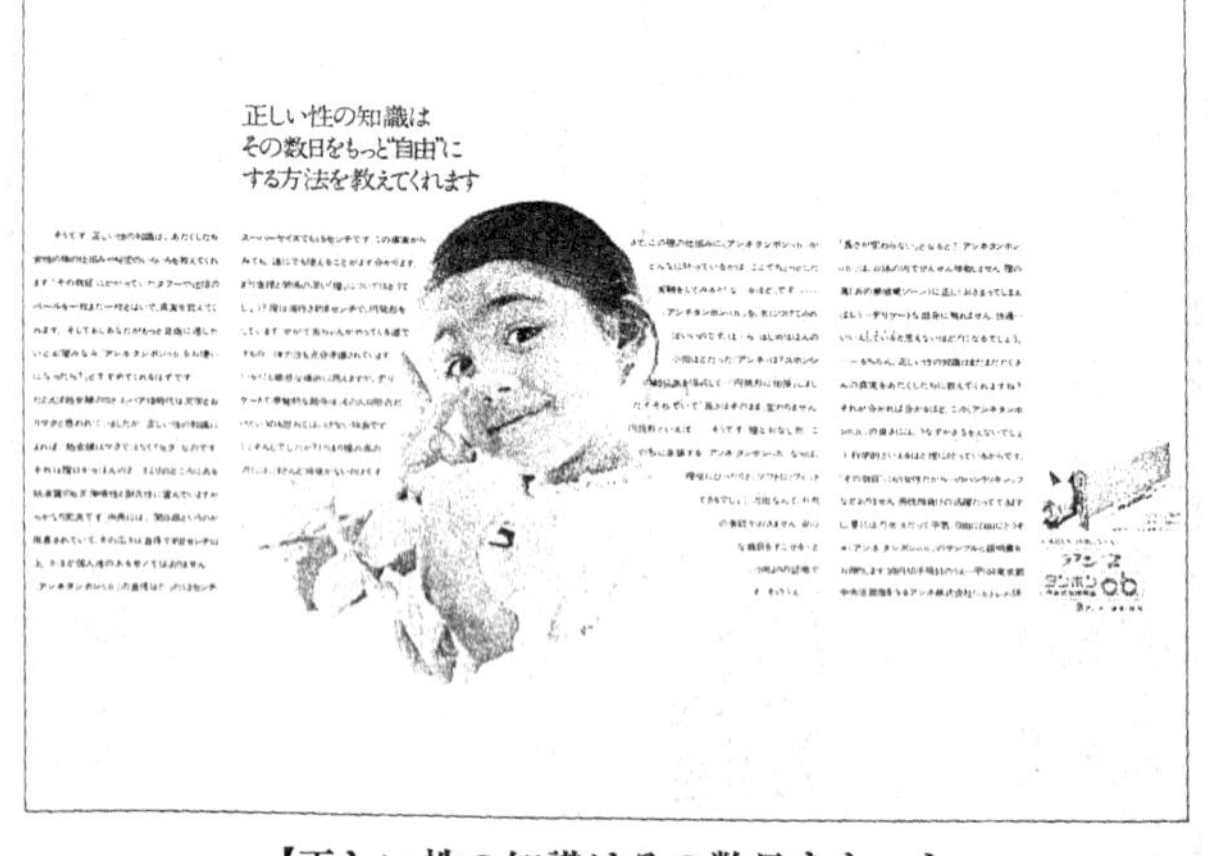

【正しい性の知識はその数日をもっと
"自由"にする方法を教えてくれます】

「"その数日"にかかっていたタブーや迷信のベールを一枚、また一枚とはいで、真実を教えてくれます。（中略）もう女性だから…のハンディキャップなどありません。」

本書は、二〇一三年八月二五日にミネルヴァ書房より刊行された『生理用品の社会史　タブーから一大ビジネスへ』を改題・改稿し文庫化したものです。

生理用品の社会史

田中ひかる

平成31年 2月25日　初版発行
令和6年 12月10日　12版発行

発行者●山下直久

発行●株式会社KADOKAWA
〒102-8177　東京都千代田区富士見2-13-3
電話　0570-002-301(ナビダイヤル)

角川文庫 21474

印刷所●株式会社KADOKAWA
製本所●株式会社KADOKAWA

表紙画●和田三造

●お問い合わせ
https://www.kadokawa.co.jp/（「お問い合わせ」へお進みください）
※内容によっては、お答えできない場合があります。
※サポートは日本国内のみとさせていただきます。
※Japanese text only

ISBN 978-4-04-400473-6　C0139

◆◇◇

角川文庫発刊に際して

角川源義

第二次世界大戦の敗北は、軍事力の敗北であった以上に、私たちの若い文化力の敗退であった。私たちの文化が戦争に対して如何に無力であり、単なるあだ花に過ぎなかったかを、私たちは身を以て体験し痛感した。西洋近代文化の摂取にとって、明治以後八十年の歳月は決して短かすぎたとは言えない。にもかかわらず、近代文化の伝統を確立し、自由な批判と柔軟な良識に富む文化層として自らを形成することに私たちは失敗して来た。そしてこれは、各層への文化の普及滲透を任務とする出版人の責任でもあった。

一九四五年以来、私たちは再び振出しに戻り、第一歩から踏み出すことを余儀なくされた。これは大きな不幸ではあるが、反面、これまでの混沌・未熟・歪曲の中にあった我が国の文化に秩序と確たる基礎を齎らすためには絶好の機会でもある。角川書店は、このような祖国の文化的危機にあたり、微力をも顧みず再建の礎石たるべき抱負と決意とをもって出発したが、ここに創立以来の念願を果すべく角川文庫を発刊する。これまで刊行されたあらゆる全集叢書文庫類の長所と短所とを検討し、古今東西の不朽の典籍を、良心的編集のもとに、廉価に、そして書架にふさわしい美本として、多くのひとびとに提供しようとする。しかし私たちは徒らに百科全書的な知識のジレッタントを作ることを目的とせず、あくまで祖国の文化に秩序と再建への道を示し、この文庫を角川書店の栄ある事業として、今後永久に継続発展せしめ、学芸と教養との殿堂として大成せんことを期したい。多くの読書子の愛情ある忠言と支持とによって、この希望と抱負とを完遂せしめられんことを願う。

一九四九年五月三日